NEÍ MARIA GARCIA

3ª EDIÇÃO

PASSO A PASSO DA

DRENAGEM LINFÁTICA MANUAL

EM CIRURGIA PLÁSTICA

LIVRARIA & EDITORA SENAC-DF,
BRASÍLIA – DF,
2019

SENAC • Serviço Nacional de Aprendizagem Comercial-DF

PRESIDENTE DO CONSELHO REGIONAL
Francisco Maia Farias

DIRETOR REGIONAL
Antônio Tadeu Peron

EDITORA SENAC DISTRITO FEDERAL

Coordenador
Gustavo Henrique Escobar Guimarães

Editora-chefe
Bete Bhering (mariabh@senacdf.com.br)

Coordenação Editorial
Gustavo Coelho (gustavo.souza@df.senac.br)

Coordenação Comercial
Antonio Marcos Bernardes Neto (marcos@senacdf.com.br)

Equipe da Editora
Bete Bhering
Gustavo Coelho
Nair Ofuji
Nadyne de Codes

EDITORA SENAC-DF
SIA Trecho 3, lotes 625/695, Shopping Sia Center Mall - Cobertura C
CEP 71200-030 - Guará - DF | Telefone: (61) 3313.8789
e-mail: editora@df.senac.br
home page: www.df.senac.br/editora

CONSELHO EDITORIAL

Membros Titulares

Alexandre Chitarrelli Torres, Antônio Marcos Bernardes Neto, Gustavo Henrique Escobar Guimarães, Luis Afonso Bermudez, Luiz Carlos Pires de Araújo, Murillo Alencar Bezerra, Thales Pereira Oliveira

NESTA EDIÇÃO

Capa, projeto gráfico e diagramação
Gustavo Coelho
Nadyne de Codes

Animação
Nadyne de Codes

Revisão de Prova
Nair Ofuji

Ilustrações e apoio técnico
Anderson Ribeiro

Fotografias
Marcelo Botelho/Noivas e Noivos

Modelo
Fernanda da Silva Andrade

Copyright © by Neí Maria Garcia
Todos os direitos desta edição
reservados à Editora Senac-DF.
Editora Senac Distrito Federal, 2019.

Dados internacionais de Catalogação na Publicação (CIP)

G216p

    Garcia, Nei Maria.
        Passo a passo da drenagem linfática manual em cirurgia plástica / Neí Maria Garcia -- Brasília: Senac, 2019.

    172p.: il.; 21x28cm

    ISBN 978-85-62564-81-9

    1. Drenagem linfática manual 2. Dermatologia I. Título

    CDU: 611.42

Lidiane Maia dos Santos – CRB 2284-DF

Agradeço a Deus Pai, Filho e Espírito Santo, que em toda a minha vida esteve presente em meus atos e pensamentos. A este meu Pai, agradeço por ter colocado alguns anjos em minha vida, que foram: Bete Bhering, que me estimulou e me acolheu como a uma filha, permitindo que eu buscasse força e acreditasse que poderia dar certo. Ao Dr. Sergio Feijó, médico que abriu as portas do seu conhecimento e no decorrer do trabalho mostrou a simplicidade de um grande mestre e amigo para o trabalho feito em conjunto. Meus sinceros agradecimentos ao colega e fisioterapeuta dr. Bruno Metre Fernandes, que com seu admirável conhecimento trouxe a possibilidade da concretização desta obra. Agradeço também ao professor Ramon Alonso Lopez, que traduz sabedoria e representa um verdadeiro pai no decorrer de minha vida. Agradeço a Orlando Brito pelo carinho e pela amizade, pelas idéias e pelos conhecimentos transmitidos. À minha querida e eterna amiga Flávia Juliana Bussarelo Dutra. Enfim a todos que de forma direta ou indireta ajudaram e acreditaram na concretização deste trabalho.

Dedico a toda a minha família, especialmente ao meu filho, Gabriel Garcia, que em sua pureza e alegria encanta todos os dias de minha vida.

COLABORADORES

DR. BRUNO METRE FERNANDES

Fisioterapeuta, presidente do Conselho Regional de Fisioterapia e Terapia Ocupacional da 11ª. Região DF/GO, membro suplente do Conselho Federal de Fisioterapia e Terapia Ocupacional, especialista em Acupuntura, pós-graduado em Educação e Promoção da Saúde, Ex-Conselheiro Nacional de Saúde, Ex-Conselheiro de Saúde do Distrito Federal, Gestor Concursado de Políticas Públicas e Gestão Governamental do Distrito Federal, pós-graduado em Direito Administrativo, mestrando em Bioengenharia.

DR. SÉRGIO FEIJÓ

Graduado em medicina pela Universidade Federal de Santa Catarina; pós-graduado em cirurgia geral e cirurgia plástica em São Paulo; membro da Sociedade Brasileira de Cirurgia Plástica (SBCP). Em São Paulo atuou em instituições de referência, Hospital Darcy Vargas – Serviços de Mal Formados e Congênitos – Hospital Sul – Serviço de Trauma e Queimados. Atualmente administra a clínica que leva seu nome e integra o corpo clínico do Hospital Oftalmológico de Brasília (HOB).

FLÁVIA JULIANE BUSSARELO DUTRA

Graduada em fisioterapia em 1996 (ACE) Joinville - SC.
Especialização em fisioterapia dermato-funcional.
Capacitação em fisioterapia para Reabilitação em cirurgias Plasticas
Curso Mariane Altomare, Rio de Janeiro, 2009. Pós-graduada em dermato funcional na faculdade Ibrate, Curitiba, Paraná. 2013. Drenagem linfatica Metodo Vodder, Buenos Aires, Argentina, 2013. Curso Internacional de Fisioterapia Dermato funcional de Angiologia e Linfologia Buenos Aires, Argentina, 2016.
Professora do módulo fisioterapia no pré e pós-cirurgia plástica no curso de pós-graduação de fisioterapia dermato-funcional Instituto Brasileiro de Therapias e Ensino (Ibrate), Curitiba- PR.
Professora do curso pré e pós-cirurgia plástica, reparadora em Joinville, Itajaí e Florianópolis (Fisiomar).
Há oito anos atua em parceria com um cirurgião plástico nos tratamentos dos pré e pós-operatórios das cirurgias plásticas estética facial e corporal.

APRESENTAÇÃO

A Dra. Neí Maria Garcia decidiu publicar esta obra, cujo diferencial são as fotos que ilustram o passo a passo da drenagem linfática manual nas fases pré e pós-operatórias.

A drenagem linfática manual existe há quinhentos anos e, atualmente, é usada em tratamentos cirúrgicos, vasculares e estéticos. O livro apresenta a história e os efeitos dessa técnica mediadora na capacitação e na liberação de toxinas do corpo. Também são abordadas as indicações e contra-indicações da prática, além de explicações sobre as patologias que podem ser tratadas com a drenagem linfática manual.

É importante ressaltar que a obra contou com a importante colaboração dos fisioterapeutas Bruno Metre Fernandes e Flávia Juliane Bussarelo Dutra, e do médico Sérgio Feijó. Recomendo a leitura a todos os profissionais que atuam na área, principalmente os fisioterapeutas, esteticistas e docentes de cursos médios e superiores.

PREFÁCIO

A presente obra é produto da grande experiência profissional da dra. Neí Maria Garcia, que além da apresentação da fundamentação teórica, brinda o leitor com o processo da prática, ponto-chave deste livro. Ela contempla idéias e experiências vividas e também a coerência e a coesão de outros autores que colaboraram para que o conteúdo deste trabalho fosse desenvolvido.

A dra. Neí é docente experiente, reconhecida no mercado de trabalho como uma excelente profissional. Assim, teoria e prática estão associadas de forma atualizada sob a égide do que funciona e do que deve ser praticado por todos aqueles que desejam bons resultados terapêuticos.

Esta obra pode ser considerada um excelente texto para principiantes da prática da drenagem linfática manual e também como referência para profissionais experientes, indispensável para os que ministram a disciplina em cursos de formação, graduação e pós-graduação.

Dr. Bruno Metre Fernandes
FISIOTERAPEUTA, PROFESSOR UNIVERSITÁRIO,
COORDENADOR DE PÓS-GRADUAÇÃO,
PRESIDENTE DO SINDIFISIO-DF)

SUMÁRIO

INTRODUÇÃO
A IMPORTÂNCIA DO TOQUE 19

CAPÍTULO 1
Anatomia dos Sistemas Cardiovascular e Linfático 21

    1.1 HISTÓRICO 21

    1.2 SISTEMA CARDIOVASCULAR 22

    1.3 SISTEMA LINFÁTICO 24

        1.3.1 LINFA 24

        1.3.2 VIAS LINFÁTICAS 24

            1.3.2.1 CAPILARES LINFÁTICOS 25

            1.3.2.2 VASOS PRÉ COLETORES: 26

            1.3.2.3 TRONCOS LINFÁTICOS 26

            1.3.2.4 DUCTOS LINFÁTICOS 28

        1.3.3 ÓRGÃOS LINFÁTICOS OU TECIDOS LINFÓIDES 29

            1.3.3.1 LINFONODOS LINFÁTICOS 29

            1.3.3.2 BAÇO 31

            1.3.3.3 TIMO 31

            1.3.3.4 TONSILAS 32

    1.4 ÓRGAOS HEMATOPOIÉTICOS 32

CAPÍTULO 2
FISIOLOGIA E MECANISMO
DO FLUXO DA LINFA 33

    2.1 MECANISMO DE STARLING 33

    2.2 MEDIDAS DA PRESSÃO CAPILAR 33

2.3 DIREÇÃO DA LINFA NO CORPO HUMANO 36
    2.3.1 CABEÇA E PESCOÇO 36
    2.3.2 MEMBROS SUPERIORES 37
    2.3.3 MEMBROS INFERIORES 38
    2.3.4 PAREDE ANTERIOR DO TÓRAX, DA MAMA E DO ABDOME SUPERIOR .. 39

2.4 FATORES QUE MODIFICAM O FLUXO LINFÁTICO 40
    2.4.1 PRESSÃO DO LÍQUIDO INTERSTICIAL 40
    2.4.2 ALTERAÇÕES DA TEMPERATURA 40
    2.4.3 CONTRAÇÕES RÍTMICAS DOS VASOS LINFÁTICOS 40
    2.4.4 CONTRAÇÃO MUSCULAR 40
    2.4.5 ESTIMULAÇÃO DO DIAFRAGMA 41
    2.4.6 COMPRESSÃO EXTERNA DOS TECIDOS 41
    2.4.7 DRENAGEM LINFÁTICA MANUAL 41
    2.4.8 AÇÃO DA GRAVIDADE 41

CAPÍTULO 3
PROCESSO DE CICATRIZAÇÃO 43

CAPÍTULO 4
PATOLOGIAS TRATADAS COM DRENAGEM LINFÁTICA MANUAL 47

4.1 LINFEDEMA 47

4.2 VARIZES 48

4.3 LIPODISTROFIA GINÓIDE 49
    4.3.1 FASES DA LIPODISTROFIA GINÓIDE 50
    4.3.2 PRINCIPAIS FATORES CLÍNICOS 50
    4.3.3 EXAMES PARA DIAGNÓSTICO DE
    LIPODISTROFIA GINÓIDE 50

4.4 CIRURGIAS PLÁSTICAS 51
    4.4.1 LIPOASPIRAÇÃO: 51
    4.4.2 ABDOMINOPLASTIA 52
    4.4.3 MAMOPLASTIA: 53

4.5 MASTECTOMIA 56
    4.5.1 REJUVENESCIMENTO FACIAL 57
        4.5.1.1 LIFTING CÉRVICO-FACIAL 57
        4.5.1.2 RINOPLASTIA 57
        4.5.1.3 BLEFAROPLASTIA 58

CAPÍTULO 5
DRENAGEM LINFÁTICA MANUAL 61

5.1 HISTÓRICO 61

5.2 EFEITOS DA DRENAGEM LINFÁTICA MANUAL 62
5.2.1 EFEITO SOBRE OS SISTEMAS VASCULAR E LINFÁTICO 62
5.2.2 EFEITO SOBRE A FILTRAÇÃO E A REABSORÇÃO DAS PROTEÍNAS 62
5.2.3 DOR 62
5.2.4 EFEITO SOBRE A PELE 62
5.2.5 EFEITO SOBRE A PRESSÃO ARTERIAL 63
5.2.6 SISTEMA DIGESTIVO 63

5.3 INDICAÇÃO E CONTRA-INDICAÇÃO DA DRENAGEM LINFÁTICA 64

5.4 MÉTODOS UTILIZADOS 64
5.4.1 MÉTODO LEDUC 64
5.4.2 MÉTODO GANANCIA 65

CAPÍTULO 6
PROCEDIMENTOS BÁSICOS PARA INTERVENÇÃO DA DRENAGEM LINFÁTICA MANUAL 67

6.1 AMBIENTE E MATERIAL DE TRABALHO 67

6.2 CARACTERÍSTICAS DO PROFISSIONAL 67

6.3 ÉTICA NO MERCADO DE TRABALHO 68

CAPÍTULO 7
PASSO A PASSO DA DRENAGEM LINFÁTICA MANUAL NO PRÉ E NO PÓS-CIRÚRGICO 69

7.1 PÓS-OPERATÓRIO DE FACE IMEDIATO 69
7.1.2 FASE SUBAGUDA E CRÔNICA 81

7.2 DRENAGEM LINFÁTICA CORPORAL 87
7.2.1 MEMBROS INFERIORES: VISTA ANTERIOR 87
7.2.2 MEMBROS SUPERIORES E MAMAS 107
7.2.3 ABDOME 116
7.2.4 MEMBROS INFERIORES COXA/POSTERIOR 126

CAPÍTULO 8
Drenagem linfática - visão de um cirurgião plástico..................155

8.1 A prática da drenagem linfática no dia-a-dia..................157
Referências 160

AVALIAÇÃO DERMATO-FUNCIONAL OU ESTÉTICA..........161

ANEXO I
Avaliação Dermato-Funcional ou Estética..................163

ANEXO II
TERMO DE CONSENTIMENTO 165

REFERÊNCIAS 167

INTRODUÇÃO

A IMPORTÂNCIA DO TOQUE

Há muitos anos venho analisando a importância do toque no ser humano. Em vários momentos notei que tocar o nosso próximo não significa fazer uma excelente massagem. A configuração das mãos é apenas um artefato inicial; muitas vezes notamos que o poder maior do toque está no olhar e no silêncio, saber amar, respeitar, interagir com a dor e com os sentimentos dos pacientes fazem com que o toque se torne divino para o paciente e para o terapeuta.

Acredito que cada um de nós é responsável por mudanças fisiológicas e psicológicas no ser humano, refletindo em qual é o verdadeiro sentido de nossa vida e de nossa missão. Todas as pessoas que cuidam são abençoadas, algumas mais que outras, com suas palavras, com seu olhar e principalmente com suas mãos, promovendo a cura por meio do toque. Os benefícios são reconhecidos desde o início do século V a.C e Hipócrates, "o pai da medicina," escreveu: o médico precisa ter conhecimento de muitas coisas, e, entre elas, muito especialmente da técnica de massagem, pois ela pode fixar, soltar uma articulação rígida ou frouxa demais (LIDELL, 2002, p. 10).

E nos dias atuais? Necessitamos de mãos que possam aliviar, abraçar, dar colo e trazer saúde física, mental e espiritual. As mãos passam a ser o veículo de conhecimento de si e do outro; um momento de troca de energia, de comunicação e uma forma simples de se conhecer e saber que temos limitações e que estas devem ser enfrentadas sem medos.

O ser humano tem a necessidade de receber carinho, por meio de um aperto de mão, um abraço, um beijo ou de um simples sorriso.

Quando o homem se permite, tudo se transforma, e a vida se torna mais transparente e fácil, percebendo a magia e fazendo um convite aberto à expressividade de suas emoções.

Alguns aspectos são indispensáveis na massagem para que o terapeuta obtenha o melhor resultado com a terapia aplicada. Para isso, deve-se lembrar que cada ser humano é diferente e que cada paciente necessita de uma massagem diferenciada. Antes de iniciar sua terapia pergunte-se: como fazer? Por que fazer? O que não fazer? Experimente não pecar por excesso, vá com calma, isso já é um bom começo. Mais importante do que saber como proceder no toque é saber para que e por quê fazê-lo. Para aplicar o toque, o terapeuta precisa estar consciente da estrutura, da dinâmica, da transferência e da necessidade do paciente, ou seja, inúmeras intervenções podem ser feitas no decorrer de uma sessão ou na evolução do tratamento.

Não esqueçamos que nossa única função em todos os momentos é cuidar, e cuidar bem de alguém que está entregando o seu bem maior – o seu corpo. Crie um ambiente de segurança e confiança e você trará uma realidade contagiante e harmoniosa para sua vida e para aqueles que necessitam de suas mãos.

Enfim, posso afirmar que as massagens realizadas no decorrer de minha vida foram uma arte, na qual busquei diariamente alguns fatores básicos para estar com o paciente: equilíbrio físico e mental, trabalhar com o coração, serenidade e muito amor.

Neí Maria Garcia

CAPÍTULO 1

ANATOMIA DOS SISTEMAS CARDIOVASCULAR E LINFÁTICO

1.1 HISTÓRICO

O estudo do sistema linfático vem sendo adotado por vários povos tais como gregos, chineses, italianos, brasileiros e outros, embora se encontre grande dificuldade em razão de seu aspecto, sua coloração e sua localização (CAMARGO; MARX, 2001).

Os principais estudiosos deste sistema foram: Hipócrates de Cós, que denominava a linfa de sangue branco, e Herófilo (anatomista grego, 300 a.C). No decorrer do século XVII, a descrição do sistema linfático foi atribuída a Gaspar Asellius de Milão, que foi professor de anatomia em Pávia de 1581 a 1627 e estudou os vasos linfáticos intestinais do cão. Em 1647, Jean Pecquet, durante seus estudos, descobriu e pontuou a localização exata da cisterna de Pecquet, termo hoje adotado como cisterna de quilo, conforme a nomenclatura anatômica internacional. Atualmente temos os fisioterapeutas Emil Vodder e Leduc que fizeram de suas vidas um constante estudo sobre o sistema linfático e seu funcionamento. Todos estes, entre outros não citados, fizeram grandes descobertas e permitiram grandes avanços no estudo do sistema linfático (LOPES, 2002, p. 22-25; SOUZA-RODRIGUES, 2003).

Quando analisamos a anatomia do sistema circulatório, constatamos que nos seres vertebrados o sangue circula sempre no interior de vasos e tem várias funções. A principal função desempenhada neste sistema é a distribuição de nutrientes, hormônios, leucócitos[1], linfócitos[2], entre outros, a retirada dos resíduos metabólicos dos tecidos, levando-os para os órgãos de excreção. Este sistema é subdividido em sistema cardiovascular e sistema linfático. Apesar de apresentarem características parecidas, tais como válvulas, vasos, capilares, e de estarem interligados, eles são muito diferentes. A principal diferença desses dois sistemas é que o sistema cardiovascular tem como órgão bombeador o coração, e o sistema linfático apresenta os linfângions que são válvulas de contrações que permitem a evacuação da linfa de forma ascendente para os ductos superiores.

---

1 Leucócitos são células sanguíneas especializadas nos processos de defesa do nosso organismo. São também conhecidos por glóbulos brancos.
2 Linfócitos são células sanguíneas do mesmo grupo dos leucócitos. Sua função é reconhecer, regular e produzir anticorpos que atuam contra os agentes infecciosos.

1.2 SISTEMA CARDIOVASCULAR

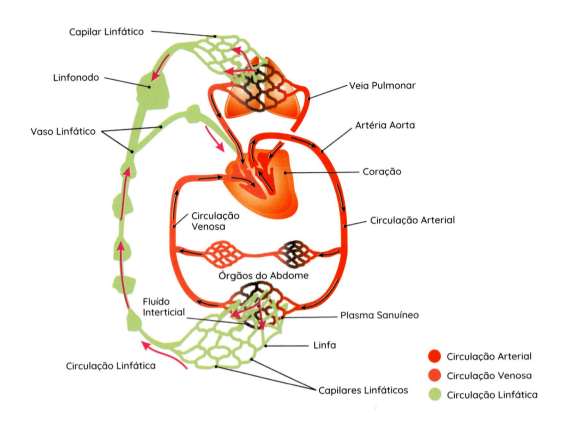

Figura 1 | Sistema cardiovascular e linfático

O sistema cardiovascular é composto pelo coração, pelo sistema arterial e pelo sistema venoso. Estes se subdividem e constituem os capilares e as arteríolas. É um sistema circular fechado, ou seja, em seu centro está o coração, em volta estão as veias e as artérias, que fazem o transporte do sangue no organismo. Descreveremos cada um a seguir.

Coração: órgão vital do corpo humano, sua precisão e trabalho permitem que milhões de células sanguíneas realizem a irrigação através de artérias e veias em diferentes partes do corpo. É um órgão oco, localizado no tórax, atrás do osso esterno, no espaço chamado mediastino, situado entre os dois pulmões. Sua base é voltada para cima, e seu ápice, para baixo. É constituído por um tipo especial de músculo, denominado músculo estriado cardíaco. O músculo cardíaco é chamado de miocárdio, que é dotado de duas membranas: interna e externa. A membrana interna é o endocárdio, e a externa, o epicárdio. Além dessas duas membranas, temos também o pericárdio, que é um saco fibroso que tem como função a proteção e a fixação do coração (SENAC, 2006, p.74).

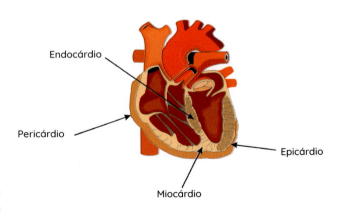

Figura 2 | Membranas do músculo cardíaco

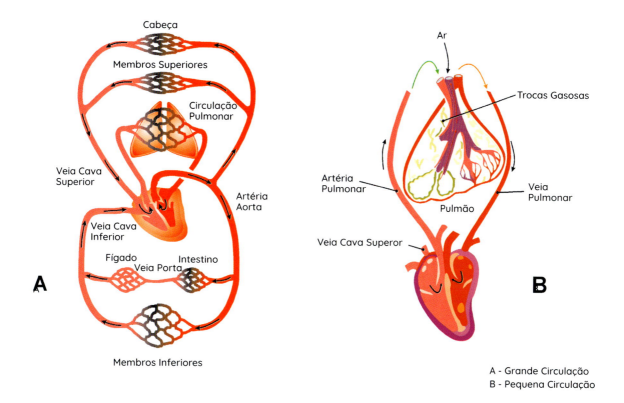

Figura 3 | Pequena e grande circulação

O coração realiza dois tipos de circulação do sangue: grande circulação: o sangue sai do coração e é levado para todos os tecidos do corpo, depois retornando ao coração. Pequena circulação: o sangue chega ao coração e é enviado aos pulmões, onde ocorrem as trocas gasosas (o gás carbônico é eliminado e o sangue recebe uma outra grande quantidade de sangue rico em oxigênio), retornando ao coração.

Veias: são vasos sanguíneos que transportam o sangue dos tecidos para o coração, levando sangue venoso, que é rico em gás carbônico (CO_2). A exceção ocorre nas veias pulmonares, que conduzem o sangue arterial.

Artérias: são vasos maiores que têm a função de transportar o sangue para fora do coração. Subentende-se que o sangue que sai do coração ou dos pulmões é um sangue arterial, rico em oxigênio (O_2). As artérias possuem três túnicas: túnica íntima, túnica média e túnica adventícia.

Capilares venosos: são minúsculos vasos sanguíneos que se abrem em uma vênula ou para formar um pós-capilar.

Arteríolas: são pequenas artérias localizadas entre os capilares sanguíneos.

Sangue: é um tecido líquido, de cor avermelhada, que por meio das artérias e das veias é conduzido para todo o corpo. Sua função é realizar o transporte de oxigênio e nutrientes, eliminar gás carbônico, toxinas e anticorpos, regular o pH, regular a temperatura e a proteção corpórea. Também realiza a homeostase, ou seja, o estado de equilíbrio do nosso organismo. É constituído de duas porções: uma porção líquida, o plasma, na qual estão presentes substâncias como sódio, potássio, proteínas, colesterol e vitaminas em suspensão, representando 10% do seu valor total; os outros 90% são constituídos de água; e uma porção sólida, constituída por células sanguíneas de três tipos: hemácias, leucócitos e plaquetas. Essas células são produzidas pela medula de alguns ossos, tais como o fêmur, o esterno e as costelas. A principal produtora de células sanguíneas é a medula óssea, que tem a capacidade de em um único dia produzir milhões de células sanguíneas (SENAC, 2006, p. 74).

1.3 SISTEMA LINFÁTICO

A formação do sistema linfático está relativamente associada a uma conexão direta com o sistema circulatório, ou seja, está entrelaçado em meio aos vasos sanguíneos e arteriais, que em conjunto permitem as trocas gasosas (SPENCE; ALEXANDER, 1991).

O sistema linfático não possui um órgão bombeador central como o sistema cardiovascular que é o coração; ele transfere esta importante função para os linfângions, que são válvulas movidas por contrações involuntárias do sistema autônomo que envolvem cada órgão ou tecido linfóide, permitindo que a linfa seja levada em uma única direção.

Assim sendo, o sistema linfático é composto por: linfa, capilares linfáticos, vasos linfáticos, troncos linfáticos, ductos linfáticos e tecidos ou órgãos linfóides, estes últimos localizados nas tonsilas, nos linfonodos, no baço, no timo.

1.3.1 LINFA

A linfa é um líquido constituído no corpo humano e reconhecido como o mais nobre, pela sua limpeza, clareza, purificação e por ser fonte de água. Juntamente com o líquido céfalo-raquidiano é considerado o mais rico do organismo, apresentando uma coloração esbranquiçada ou amarelo-limão (LAUGHLIN,1922; JACQUEMAY,2000,p.23).

É composto de 96% de água. A linfa é formada por duas partes: uma plasmática, que contém sódio, potássio, cloreto, dióxido de carbono, glicose e enzimas, e outra celular, que contém células como linfócitos, granulócitos, eritrócitos e macrófagos, que produzem células sanguíneas responsáveis pelo processo de defesa em nosso corpo(GUYTON. HALL,1992,p.170-178, 751-760, 275-289; DIO DIO, 2002, p.948).

A composição da linfa circundante depende da atividade do órgão em que esta se encontra. Como exemplo citamos a linfa que se encontra nos intestinos, muito rica em proteínas, com concentração de 3 a 4 g/dl, e a linfa dos órgãos endócrinos, muito rica em hormônios produzidos neste local. A linfa formada no fígado tem concentração de proteínas de até 6g/dl, sendo a linfa torácica uma mistura de todas as áreas do corpo, com uma concentração de proteínas de 3 a 5 g/dl (BARROS,2001,p. 13,53-55).

Sua composição é muito similar à do plasma sanguíneo, diferenciando-se pela quantidade de proteínas existentes, que é menos da metade da encontrada no plasma, sendo aproximadamente 40% constituída pela grande quantidade de leucócitos (principalmente linfócitos) e por uma quantidade mínima de hemácias.

Existem grandes quantidades de linfócitos, que são glóbulos brancos que fazem parte do sistema imunológico do corpo humano. São aproximadamente oito mil por milímetro cúbico e surgem após passarem pelos linfonodos. Os principais produtores de linfócitos encontram-se especialmente nos linfonodos, na medula óssea e no baço.

O trajeto da linfa ocorre por vias superficiais e profundas, com 80% da linfa circulando superficialmente e 20% circulando em nível profundo; diferenciando-se do sistema cardiovascular, no qual 80% do sangue percorre as vias arteriais e venosas em regiões profundas do sistema músculo-articular.

Enfim, ratificamos que o sistema linfático está localizado principalmente na derme, anexado aos vasos sanguíneos e aos nervos, e que os capilares linfáticos possuem função excepcional que os diferencia dos outros capilares (venosos e arteriais), estes possuem maior permeabilidade, graças à sua estrutura de fundo cego, que permite que a linfa seja impulsionada de forma centrípeta para os centros dos órgãos linfáticos(BRANDÃO,2006,p.8).

1.3.2 VIAS LINFÁTICAS

As vias linfáticas são constituídas dentro do tecido intersticial por uma rede de capilares linfáticos que se interligam e se unificam formando os vasos linfáticos, passando por um ou vários linfonodos linfáticos, que desembocam nos principais troncos linfáticos. O ângulo venoso do tronco jugular direito e esquerdo é o ponto final para o esvaziamento da linfa para dentro da circulação venosa (WINTER, 1985, p.65).

1.3.2.1 CAPILARES LINFÁTICOS

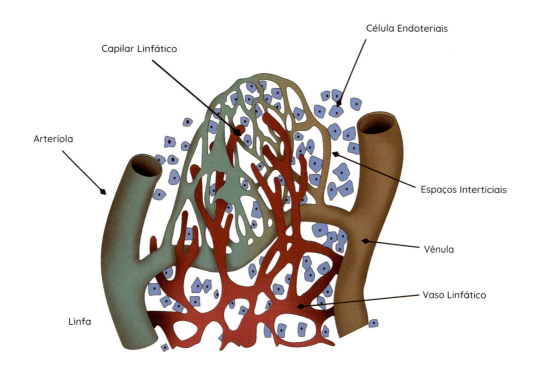

Figura 4 | Capilares linfáticos

Os capilares linfáticos são muito parecidos com os capilares sanguíneos. A diferença é que nos capilares linfáticos os vasos são de fundo cego, ou seja, forma-se um saco em sua extremidade, são também permeáveis; por isso os componentes do líquido intersticial, inclusive as proteínas e outras macromoléculas, podem penetrar nesses vasos e serem transportados para diferentes partes do corpo (SPENCE; ALEXANDER, 1991). É formado por um cilindro de células endoteliais que se unem ao tecido conjuntivo intercelular através de filamentos de proteção (AMES; SHIGENAGA; HAGEN, 1993; AMISTALDEN, 1992).

Os capilares linfáticos têm início no espaço intersticial do tecido conjuntivo, em uma rede muito extensa e fina, porém são maiores e mais irregulares do que os capilares sanguíneos. Os capilares linfáticos são as primeiras estruturas do sistema linfático, e é por eles que a linfa penetra no sistema linfático (BARROS, 2001, p. 13, 53-55). Sua principal função é a absorção de macromoléculas em especial as proteínas, que são partículas maiores, e por isso são difíceis de serem transportadas pelo sistema circulatório. A forma dos capilares linfáticos assemelha-se a dedos de luvas, apresentando como ponto de diferenciação filamentos de ancoragem, prolongamentos das células endoteliais que se originam na face externa da região de contato intercelular nas junções fechadas, que se fixam às fibras colágenas e elásticas do tecido conjuntivo do interstício (JACOMO; ANDRADE, 2002, p. 170-178).

À medida que ocorre a distensão das paredes dos capilares, aumenta a pressão interna deste, promovendo o contato entre as paredes e permitindo o fechamentos das válvulas. Em razão da grande permeabilidade dos capilares linfáticos, parte do líquido absorvido voltará para os espaços intersticiais, mas as macromoléculas e os resíduos metabólicos serão levados em direção aos linfonodos linfáticos (WINTER, 1985, p.65).

Camargo e Marx descreveram que os capilares são como filamentos de Casley-Smith, e sua função é o controle de entrada de líquido por meio da abertura e do fechamento do orifício denominado zonulae. Este orifício impede o retorno da linfa, pois quando esta penetra o orifício se fecha.

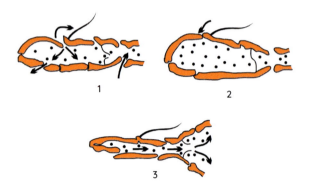

Figura 5 | Elementos de Casley-Smith

Os capilares linfáticos diferenciam-se dos capilares sanguíneos por apresentarem as seguintes estruturas (LEAK, 1972, p. 149-162; PFLEGER, 1964, p. 1-58, 221):

- um lúmen, que nos capilares linfáticos apresenta forma irregular;
- um endotélio dotado de um citoplasma fino, exceto na região em que circula o núcleo;
- uma membrana basal interrompida;
- conexões celulares endoteliais.

1.3.2.2 VASOS PRÉ COLETORES:

Os vasos pré-coletores são denominados de linfângions, que são coletores delimitados por uma válvula proximal e distal, possuindo contratilidade própria, são a unidade motriz do sistema linfático (BIERMAN, 1954, p. 35-209). Estes vasos têm diâmetro maior que os capilares linfáticos e são repletos de válvulas. Sua aparência é semelhante a contas de um rosário ou a um colar de pérolas. Este aspecto deve-se à diminuição dos espaços próximos das válvulas (LOPES, 2002, p. 22-25; LEDUC, 2000, p.3-15, 27-39; GARRIDO, 2000, p.17-24).

Assim sendo, os linfângions são válvulas que funcionam como órgão bombeador do sistema linfático. Esse mecanismo impulsiona a linfa para os principais troncos de duas maneiras:

- Contração da musculatura lisa da parede dos vasos: essas contrações impulsionam o fluido através dos vasos de seis a sete vezes por minuto.
- Estiramento causado pelo enchimento de um vaso, provocando uma distensão que impulsiona a linfa através da válvula para o próximo segmento.

1.3.2.3 TRONCOS LINFÁTICOS

Os troncos linfáticos são comunicações do sistema linfático e localizam-se no abdome superior e no inferior; são em número de onze e recebem as seguintes denominações: troncos lombares, troncos intestinais, troncos broncomediastinais, troncos subclávios, troncos jugulares e tronco descendente intercostal, que, com exceção do tronco intestinal, são citados em pares. Os troncos lombares são formados pelos vasos linfáticos que drenam as seguintes regiões: membros inferiores, sistema urinário e genital, estruturas anatômicas irrigadas pela artéria mesentérica inferior e parede abdominal infra-umbilical. O tronco intestinal é formado pelos vasos linfáticos eferentes dos linfonodos celíacos e mesentéricos superiores. Os troncos broncomediastinais são formados pelos vasos linfáticos que drenam as paredes antero-superiores do tórax e do abdome e a porção anterior do diafragma, pulmão, coração, e a face visceral do lobo direito do fígado. Os troncos subclávios são formados pelos vasos linfáticos que drenam os membros superiores, a parede abdominal supra-umbilical e parede anterior do tórax. Os troncos jugulares são formados pelos vasos linfáticos que drenam a cabeça, a face, o pescoço e a parte posterior da região cervical. Os troncos descendentes intercostais são formados pelos vasos que drenam a região profunda da parede posterior do tórax (cinco últimos espaços intercostais). (VOGEL-FANG, 2003, p.19-34).

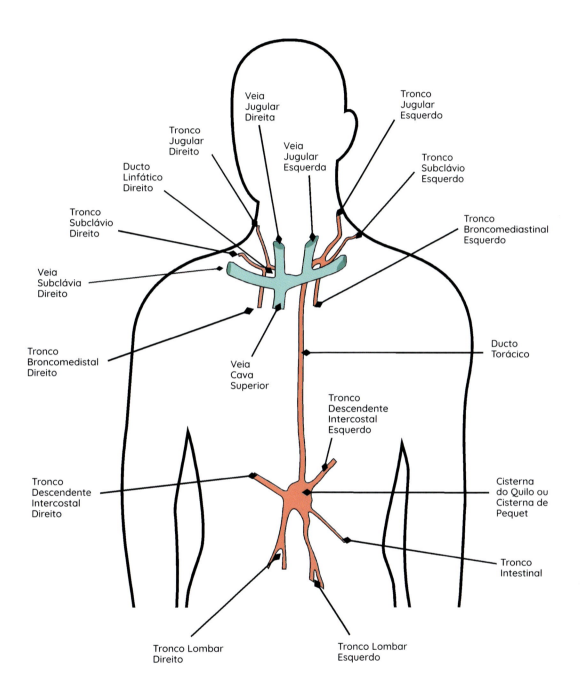

Figura 6 | Troncos Linfáticos

1.3.2.4 DUCTOS LINFÁTICOS

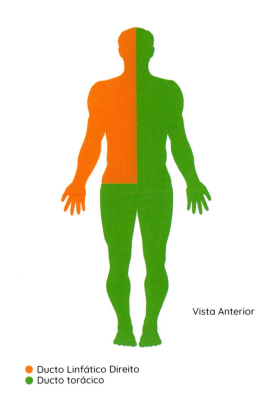

- Ducto Linfático Direito
- Ducto torácico

Figura 7 | Ductos linfáticos

Os ductos linfáticos, em número de dois, são os principais e maiores condutores da linfa no corpo humano. São de extrema importância, pois trabalham como vias finais de limpeza da linfa em nosso organismo, dividem-se em: ducto linfático direito e ducto torácico.

Relacionaremos sua origem, sua constituição e sua relação direta como os principais troncos linfáticos.

O ducto linfático direito é menor e termina no tronco das veias jugular interna direita e subclávia direita, na altura das clavículas. É formado pela união dos troncos subclávio direito, jugular direito e broncomediastinal direito. Recebe a linfa proveniente do lado direito do corpo até o umbigo, envolvendo cabeça, pescoço, hemitórax, membro superior direito e órgãos internos. (BARROS, 2001, p. 13, 53-55).

O ducto torácico fica do lado esquerdo do corpo, ocupa um espaço bem maior e recebe a linfa proveniente dos membros inferiores, hemitronco, membro superior esquerdo e cabeça.

Sua origem é na cisterna do quilo, que é uma dilatação situada anteriormente à segunda vértebra lombar, onde desembocam os vasos que recolhem o quilo intestinal. É formada pela união dos troncos intestinais, lombares e intercostais descendentes. Termina no tronco das veias jugulares interna esquerda e subclávia esquerda (GUIRRO, 2004, p. 18). A cisterna do quilo não está presente em todos os indivíduos, apenas em 10%, não sendo possível a estimulação manual nos troncos abdominais, na maioria dos indivíduos, pois o sistema linfático é superficial.

A linfa proveniente do baço, do fígado e do pâncreas é drenada para os troncos intestinais. A linfa proveniente dos membros inferiores e dos órgãos pélvicos é drenada para os troncos lombares direito e esquerdo. A parte inferior do tórax esquerdo drena a linfa para os troncos intercostais descendentes. Em um indivíduo adulto, o ducto torácico pode medir de 38 a 45 cm (GRAY, 1918).

CASCATA DO FUNCIONAMENTO DO SISTEMA LINFÁTICO

A linfa tem seu primeiro momento no leito dos capilares linfáticos e flui em direção aos vasos pré-coletores (linfângions).

Os linfângios impulsionam a linfa para os linfonodos, responsáveis pela defesa e filtração. Após passar pelos linfonodos a linfa desemboca nos principais troncos linfáticos, e se descentraliza pouco a pouco nas vias finais do canal toráxico.

Em algumas patologias e estados clínicos, tais como linfedema, pós- cirúrgico e queimaduras, as forças que interagem não são suficientes para promover o equilíbrio intersticial. Consequentemente, a absorção da linfa pelo vaso linfático ocorre em maior quantidade do que a liberação da linfa já existente em nosso organismo, mantendo nesse espaço celular quantidades maiores de dejetos e proteínas, que começam a estabelecer um tempo maior de permanência neste local ou nesta via, levando os linfonodos a enfartar, o que torna deficiente todo o trabalho metabólico e fisiológico, impedindo a liberação das toxinas existentes no corpo, situação traduzida por edemas localizados ou generalizados.

1.3.3 ÓRGÃOS LINFÁTICOS OU TECIDOS LINFÓIDES

Os órgãos linfáticos ou tecidos linfóides são responsáveis pela produção de linfócitos que são particularmente chamados de glóbulos brancos e desempenham também a importante função de barreira à disseminação de bactérias, vírus e células cancerosas. São constituídos de tecidos linfóides as seguintes estruturas e órgãos do sistema linfático: linfonodos linfáticos, baço, timo e tonsilas que se subdividem em tonsilas palatinas, tonsilas faríngeas e tonsilas linguais (RIBEIRO, 2004; p.12).

1.3.3.1 LINFONODOS LINFÁTICOS

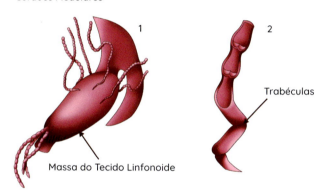

Figura 8 | Linfonodos linfáticos

De acordo com o dicionário médico (BLAKISTON, 1978, p.468), são também denominados gânglios linfáticos, que são uma massa de tecido linfático, medindo de 1 a 25 mm de comprimento, frequentemente em forma de grãos, intercalados no trajeto de vasos linfáticos, mais ou menos bem organizados por uma cápsula de tecido conjuntivo e por trabéculas em nódulos corticais e cordões medulares, que formam os linfócitos, através dos quais a linfa é filtrada, permitindo atividade fagocítica de células reticulares e macrófagos.

Os principais linfonodos estão localizados na cabeça, no pescoço, nas axilas, prega do cotovelo, na inguinal, tibial anterior e na poplítea. Estão dispostos no trajeto dos vasos linfáticos, normalmente em grande grupo ou em séries, raramente se encontram isolados (BARROS, op.cit.)

Podem ser classificados quanto à sua localização em superficiais e profundos. O número de linfonodos não é exato, seu número varia entre de 400 e 600 em todo o corpo humano, e esse número, varia de indivíduo para indivíduo, chegando a 800 (GUIRRO,2004, p.25-26).

A principal função do linfonodo é criar uma barreira de proteção com uma memória imunológica, impedindo a disseminação de vírus, bactérias e células cancerosas, ou seja, os linfonodos filtram a linfa, passando por um processo de depuração, sendo também capazes de absorver, metabolizar e destruir alguns elementos provenientes da circulação linfática. Como mediadores desse processo temos os leucócitos, os linfócitos e os macrófagos que evitam a disseminação de linfadenites e linfangites.

Os linfonodos linfáticos fazem a defesa imunológica do organismo por meio de dois mecanismos (WINTER, op.cit.):

- Resposta humoral: no seio do linfonodo encontramos os retículos sinusais, que são finas redes que filtram e purificam as substâncias estranhas de forma homogênea.

- Resposta célula-mediadora: esse processo ocorre em razão da mobilização de pequenos linfócitos que são especializados em atacar certos antígenos específicos, que são transportados pelas vias linfáticas e após liberados na corrente sanguínea.

Os linfonodos são formados por dois tipos de células:

- Células reticulares: são células cujo objetivo principal é o englobamento de macromoléculas pelo processo de fagocitose e também a absorção de substâncias líquidas pelo processo de pinocitose.

- Células linfóides: são células responsáveis pela memória imunológica, ou seja, reconhecem os agentes infecciosos e regulam a defesa de nosso organismo, destruindo células infectadas.

As principais características dos vasos que chegam aos linfonodos (aferentes) é que eles são mais numerosos e mais finos do que os que saem (eferentes).

MAPEAMENTO DOS PRINCIPAIS LINFONODOS

No corpo humano existe uma grande quantidade de linfonodos, localizados em várias partes: abdome, cabeça, pescoço, membros superiores e inferiores. Descreveremos a seguir a localização dos principais e mais importantes para o estudo desse sistema.

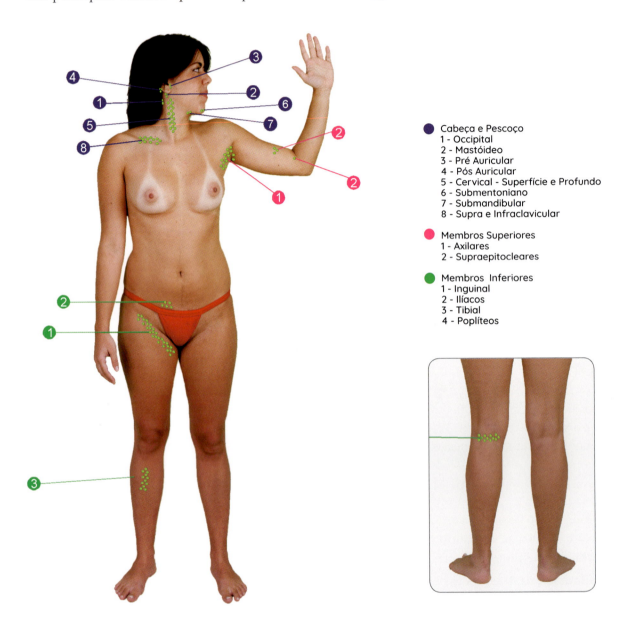

Figura 9 | Linfonodos da cabeça, do pescoço e dos membros superiores e inferiores

CABEÇA E PESCOÇO

O círculo dos linfonodos pertecentes a cadeia pericervical é constituido pelos grupos: occipital, mastóideo, parotídeo, submandibular submentoniano, pré auricular, pós auricular e cervical e supra e infraclavicular.

MEMBROS SUPERIORES

Linfonodos do sulco deltopeitoral: são denominados também linfonodos axilares, sendo a maior parte deles subaponeuróticos (profundos).

Linfonodos da supra-epitrocleares: situam-se a 2-3 cm acima da epitróclea, porção média do úmero.

LINFONODOS DOS MEMBROS INFERIORES

Linfonodos inguinais: dividem-se em superficiais e profundos e estão interligados ao grupo interno dos linfonodos ilíacos.

Linfonodos ilíacos e lombo-aórticos:

- Cadeia externa: situada na borda externa das artérias ilíacas comum e externa, tende a se insinuar entre o psoas e a artéria.

- Cadeia média: localizada no interior da artéria ilíaca externa, sobre a face antero-interna da veia, continua por trás da artéria ilíaca comum.

- Cadeia interna: nasce atrás da parte interna da arcada crural e continua ao longo da artéria ilíaca interna.

Linfonodos tibial anteriores: encontram-se no nível da membrana interóssea e, portanto, nitidamente sob a aponeurose.

Linfonodos poplíteos: localizam-se sob a aponeurose, entre a safena externa e o nervo poplíteo externo e outros mais profundo.

1.3.3.2 BAÇO

É considerado, juntamente com o fígado, o coração e o pulmão, um dos maiores reservatórios de sangue e formadores de hemácias. É o maior órgão linfóide do organismo (SPENCE; ALEXANDER, 1991; BLAKISTON, 1987, 468; WINTER, ANO p.65). Fica localizado do lado esquerdo do abdome, abaixo do diafragma, mede aproximadamente 12cm. Como órgão linfático, apresenta diferentes funções a saber: (SENAC, 2006, p. 74)

- filtração e destruição das hemácias quando estas estão envelhecidas;

- armazenamento de glóbulos vermelhos;

- defesa do organismo, pois é rico em glóbulos brancos;

- em processos hemorrágicos trabalha como reservatório, ajudando no equilíbrio do corpo (homeostase).

Essas funções, apesar de importantes, não são essenciais. Quando o baço é seccionado parcial ou totalmente, entra em ação o complexo linfomielóide, promovendo fisiologicamente o aumento das células linfóides em sua periferia e uma maior ativação das células da medula óssea, do fígado e dos linfonodos, permitindo que todo sistema imunológico crie uma barreira de proteção (WINTER, 1985, p.65).

1.3.3.3 TIMO

É um órgão linfóide situado na região anterior do tórax, abaixo da porção esternal, delimitado pelas porções anterior e inferior do pescoço. Geralmente é mais desenvolvido em crianças, e seu tamanho diminui após a puberdade, sofrendo um processo de atrofia, em que uma grande parte do tecido linfóide é substituída por tecido adiposo e fibroso; esse tecido torna-se muito pequeno, mas não desaparece totalmente (FERRANDEZ; THEYS; BOUCHET, 1999, p. 1-15, 20-22).

O timo é responsável pelo pré-processamento dos linfócitos T, que têm grande importância para o sistema imunológico nos processo de defesa celular, produzindo substâncias químicas denominadas de linfocinas. Esse processo de liberação de linfócitos ocorre um pouco antes do nascimento e continua por alguns meses. Uma eventual necessidade de retirada do timo não irá comprometer seriamente o bom funcionamento do sistema imunológico. Entretanto, se o timo for retirado antes do nascimento, ou logo após, pode impedir por completo o desenvolvimento e a liberação de substâncias que protegem o corpo humano (GUYTON; HALL, op. cit).

O timo confere a determinados linfócitos a capacidade de se diferenciar, e em uma fase adulta (maturação) pode efetuar o processo de imunidade mediado por células. Há evidências de que o timo também produz e libera determinadas quantidades de hormônios que podem continuar a influenciar os linfócitos, deixando-os em suas glândulas de origem. Ainda está em estudos, não estando ainda esclarecido, que hormônios o timo sintetiza. Possivelmente ele auxilia no controle do crescimento e da maturação sexual (SPENCE; ALEXANDER, op. cit; SENAC, op. cit).

1.3.3.4 TONSILAS

É o acumulo de tecido linfóide e vasos linfáticos que se localizam na mucosa faríngea. Existem vários tipos de tonsilas, e sua principal função é guardar a entrada e a saída dos tratos alimentar e respiratório contra a invasão de microorganismos. Os componentes deste anel são as tonsilas palatinas, faríngeas, linguais (RIBEIRO, 2004, p. 12).

- tonsilas palatinas: são comumente conhecidas como "amígdalas", que são duas massas ovais de tecido linfóide, localizada na parede lateral da orofaringe, entre o arco do palatoglosso e o arco do palatofaríngeo.
- tonsilas faríngeas: são conhecidas como adenóide, uma massa de tecido linfóide localizada na faringe nasal que se estende da raiz dessa faringe à extremidade livre do palato mole.
- tonsilas linguais: são o acúmulo do tecido linfóide encontrado no dorso da porção posterior da língua, próximo às papilas valadas, que são uma das maiores. saliências na porção terminal da língua. (PESSOA, 2001, p. 16).

1.4 ÓRGAOS HEMATOPOIÉTICOS

Poucos autores citam os demais órgãos do corpo humano como componentes importantes para o funcionamento do sistema linfático, mas no decorrer do nosso trabalho, abordaremos a importância de cada um, lembrando que eles participam efetivamente para o bom funcionamento sistema hematopoiético. O fígado, o pâncreas e os rins são órgãos depuradores, ou seja, realizam a filtração ou retirada de substâncias tóxicas. Segundo Guyton (1992, p. 677-681) o fígado é capaz de armazenar grandes quantidades de sangue em seus vasos, este flui pelos capilares intestinais e por meio de um processo de fagacitose retira muitas bactérias bacilo de coli. Os macrófagos fagocíticos têm a função de revestimentos dos seios hepáticos, e essas células são extremamente eficientes na limpeza do sangue quando flui pelos seios. Porém, quando as bactérias entram em contato com as células elas são fagocitadas em segundos, sendo logo após digeridas. Além dessa importante função, sabemos que este órgão vital funciona como reservatório de sangue, permitindo também que o fluxo da linfa seja eliminado com maior velocidade em razão da capacidade dos poros sinusóides, que são tubos de grande dimensão e permeabilidade. Em sua fase final, faz uma canalização de alta relevância no metabolismo de proteínas.

As funções do pâncreas estão relacionadas ao processo digestivo. Ele secreta dois hormônios que regulam o metabolismo da glicose: a insulina e o glucagon. A insulina desempenha papel fundamental no armazenamento das substâncias energéticas em excesso. No caso das proteínas, ela exerce um efeito direto ao promover a captação de aminoácidos pelas células e sua conversão em proteínas. Já o glucagon, um hormônio secretado pelas células alfa das ilhotas de Langerhans, possui dois efeitos responsáveis pela disponibilidade de glicose em outros órgãos.

- efeito glicogenólise hepática: o glucagon aumenta o nível de glicemia em poucos minutos através de uma cascata com as seguintes etapas: ativação da adenil ciclase na célula hepática – formação de AMP cíclico – ativação da proteína reguladora e da proteína quinase – ativação da fosforilase b quinase – conversão da fosforilase b e fosforilase a – quebra do glicogênio em glicose - 1 – fosfato – liberação de glicose das células hepáticas.
- efeito gliconeogênese: entrada contínua do hormônio glucagon com formação de glicose por parte do fígado a partir de elementos não glicídios. Esse efeito é promovido pela ativação de múltiplas enzimas com conversão de piruvato em fosfoenolpiruvato (IBIDEM).

Os rins desempenham duas funções principais: eliminação da maior parte dos produtos terminais do metabolismo corporal e controle das concentrações da maioria dos constituintes dos líquidos orgânicos. Outra função executada por estes órgãos é o controle da pressão arterial por meio da diurese, que é um processo importante para o metabolismo e a fisiologia do corpo humano. Esse controle da pressão arterial ocorre em razão da filtração glomerular, que é suficiente para ocasionar o aumento pronunciado do débito urinário, conhecido como diurese de pressão. Se os rins começam a eliminar uma quantidade maior de água, entende-se que parte da linfa que está na corrente sanguínea seja transportada neste momento, proporcionando diminuição do edema e controle da pressão arterial.

CAPÍTULO 2

FISIOLOGIA E MECANISMO DO FLUXO DA LINFA

Para entendermos melhor o sistema linfático, precisamos saber quais são os mecanismos da passagem da linfa dentro dos sistema linfático e vascular. Lembremos que esses dois sistemas estão interligados, anexados e acoplados como um sistema único. A linfa e o sangue percorrem esses sistemas através dos capilares, das arteriais e dos vasos linfáticos, que permitem que o oxigênio e o plasma sejam filtrados para os espaços intersticiais. Do mesmo modo que a parte do fluido tecidual, que é composto de resíduos ou restos metabólicos celulares, possa ser reabsorvida pelos capilares venosos (RIBEIRO, 2004, p. 12).

2.1 MECANISMO DE STARLING

Segundo Guyton (1992), para compreender o mecanismo de Starling, precisamos analisar e conhecer as quatro forças que determinam se o líquido irá passar do sangue para o líquido intersticial ou em direção oposta, processo este relacionado com aos seguintes fatores:

- Pressão capilar (Pc), que tende a forçar o líquido para fora, por meio da membrana capilar.

- Pressão do líquido intersticial (Pli), pressão do líquido de fora para dentro quando a membrana capilar é positiva e para fora quando é negativa.

- Pressão coloidosmótica plasmática (IIp), que tende a realizar uma osmose, ou seja, a passagem de líquido de uma membrana, de uma solução diluída para outra, mais concentrada.

- pressão coloidosmótica do líquido intersticial (IIli), realiza também a osmose do líquido que se encontra fora, através da membrana.

2.2 MEDIDAS DA PRESSÃO CAPILAR

A pressão capilar é verificada por dois métodos:

- canulação direta de capilares, que tem dado pressão capilar média de cerca de 25 mmHg (milímetro de mercúrio);

- medida funcional indireta da pressão do capilar, que geralmente é de 17 mmHg.

No primeiro método são usados micropipetas, que são tubos de vidro ou plástico usados para transferir quantidades exatas de líquidos. Por meio dessas medidas são averiguadas as pressões nos capilares em tecidos de animais estudados. A pressão exercida na extremidade arterial e capilar é de 30 a 40 mmHg, nas extremidades venosas de 10 a 15 mmHg, e em uma região intermediária de 25 mmHg.

Na medida funcional indireta foi utilizado o método isogravimétrico para obter a pressão capilar. Neste método é feito um corte do tubo digestivo, mantido em braço de balança gavimétrica, onde o sangue passa por um processo de penetração e derramamento pelo tubo digestivo. Ao analisar-se o braço de alavanca, observa-se que quando a pressão arterial diminui, consequentemente ocorre a diminuição da pressão capilar, que permite que a pressão osmótica exercida sobre as proteínas plasmáticas exerça uma força do líquido para fora do tubo digestivo, ocorrendo um declínio no posicionamento do braço de alavanca. Para impedir esse declínio, a pressão venosa é elevada o suficiente para equilibrar o efeito da redução da pressão arterial. Ou seja, a pressão capilar mantém-se constante, e em um mesmo momento observa-se que quando a pressão arterial diminui automaticamente aumenta a pressão venosa.

Quando analisamos esses quatro fatores, verificamos que na pressão capilar funcional, quando se emprega o método isogravimétrico, determina-se um equilíbrio de todas as forças, que tendem a fazer com que o líquido passe de dentro para fora dos capilares. Com esse procedimento podemos dimensionar que a pressão capilar funcional seja em média de 17 mmHg. No método de canulação[3] os valores apresentam-se aumentados, isso ocorre porque as medidas são realizadas em capilares cujas extremidades arteriais estão abertas, havendo uma quantidade maior de fluxo ativo. Um outro fator que atribui diferenças a valores da pressão capilar funcional, e aos valores de canulação é que geralmente há um número bem maior de capilares venosos em relação aos arteriais, sendo os capilares venosos várias vezes mais permeáveis e dilatados que os arteriais, reduzindo a pressão capilar funcional a valor ainda menor.

A medida do líquido intersticial consiste em três métodos distintos: 1) canulação direta dos tecidos por micropipeta; 2) medida da pressão utilizando cápsulas perfuradas e implantadas; 3) pressão realizada por chumaço de algodão inserido no tecido.

Nas medidas por micropipetas (canulação): os valores de pressão variaram de -1 a +2 mmHg, sendo ligeiramente positivos. Nas medidas realizadas pelo método por pressão utilizando cápsulas perfuradas, a pressão do líquido livre intersticial atinge em média cerca de 6 mmHg, apresentando uma pressão menor que a pressão atmosférica. As medidas realizadas utilizando-se chumaço de algodão inserido no tecido geralmente foram negativas, medindo de -1 a -3 mmHg.

Medida da pressão coloidosmótica plasmática: é unicamente atribuída às proteínas, que são as únicas substâncias dissolvidas no plasma e no líquido intersticial que não são liberadas ou carregadas de forma rápida através da membrana. Somente são retiradas dos espaços intersticiais pelos vasos linfáticos, que têm a capacidade de transportar moléculas de alto peso molecular. Essas proteínas são as responsáveis pela pressão osmótica que ocorre na membrana celular, que é designada como pressão coloidosmótica ou pressão oncótica.

Medida de pressão coloidosmótica do líquido intersticial: é a pressão exercida por um pequeno número de proteínas que vazam para os espaços intersticiais pelos poros. A quantidade de proteínas do líquido intersticial é geralmente de 40% a do plasma, apresentando uma pressão coloidosmótica média para essa concentração de proteínas de aproximadamente 8 mmHg, quando este coeficiente de membrana é de 1,0.

Com análise das diferentes medidas que alteram a dinâmica da membrana capilar, podemos observar que a pressão capilar média nas extremidades arteriais dos capilares é muito maior do que as apresentadas nas extremidades venosas (15 a 25 mmHg). Essa diferença ocorre porque o líquido que é filtrado para fora dos capilares em sua extremidade arterial é reabsorvido na extremidade venosa. Assim, uma mínima quantidade de líquido flui das extremidades arteriais para os capilares venosos. A seguir apresentaremos três tabelas, nas quais analisaremos as forças que regem a filtração na extremidade dos capilares arterial, venoso e linfático.

---

[3] Método de canulação: um pequeno tubo de vidro é inserido diretamente no capilar, e a pressão é medida por um sistema manométrico adequado.

Tabela 1 - Forças de filtração na extremidade arterial do capilar

Forças que movem o líquido para fora:

Pressão capilar	30
Pressão negativa do líquido intersticial livre	3
Pressão coloidosmótica do líquido intersticial	8
FORÇA TOTAL PARA FORA	41

Forças que movem o líquido para dentro:

Pressão coloidosmótica plasmática	28
FORÇA PARA DENTRO	28

Somatório de forças:

FORÇA PARA FORA	41
FORÇA PARA DENTRO	28
FORÇA EFETIVA PARA FORA	13
	mmHg

Observando a tabela 1, verificamos que a força que move o líquido para fora é muito maior do que a força que o movimenta para dentro e que a diferença entre elas é de uma força efetiva de pressão de filtração de 13 mmHg, que permite que uma porcentagem de 0,5% do plasma seja filtrado para fora da extremidade arterial dos capilares para os espaços intersticiais.

Na tabela 2, verifica-se que há uma diminuição na extremidade venosa do capilar alterando o equilíbrio capilar e permitindo que as forças de absorção sejam maiores.

Tabela 2 - Reabsorção na extremidade venosa do capilar

Forças que movem o líquido para dentro:

Pressão coloidosmótica plasmática	28
FORÇA TOTAL PARA DENTRO	28

Forças que movem o líquido para fora:

Pressão capilar	10
Pressão negativa do líquido intersticial livre	3
Pressão coloidosmótica do líquido intersticial	8
FORÇA TOTAL PARA FORA	21

Somatório das forças:

Para dentro	28
Para fora	21
FORÇA EFETIVA PARA DENTRO	7
	mmHg

A força que movimenta o líquido para dentro do capilar é de 28 mmHg e não é alterada ou modificada de início, mesmo assim ela é maior que a força que movimenta o líquido para fora, que é de 21 mmHg. Observa-se que a diferença existente é de 7 mmHg para reabsorção do líquido do capilar. Isso ocorre porque os capilares venosos são muito mais numerosos, calibrosos e permeáveis do que os capilares arteriais, permitindo que o líquido seja levado e direcionado sem que exija maior pressão.

Tabela 3 - Dinâmica da pressão média do capilar linfático

Forças médias que tendem a mover o líquido para fora:	
Pressão capilar média	17,3
Pressão negativa do líquido intersticial livre	3,0
Pressão coloidosmótica do líquido	8,0
FORÇA TOTAL PARA FORA	28,3
Forças médias que tendem a mover o líquido para dentro:	
Pressão coloidosmótica plasmática	28,0
FORÇA TOTAL PARA DENTRO	28,0
Somatório das forças médias:	
Para FORA	28,3
Para DENTRO	28,0
	0,3
FORÇA EFETIVA PARA FORA	0,3
	mmHg

Na tabela 3 observa-se um leve desequilíbrio de força efetiva para fora e para dentro do capilar linfático, sendo a filtração de líquido para os espaços intersticiais levemente maior que a reabsorção (0,3 mmHg) (GUYTON, 1992, p. 157). Esse leve desequilíbrio a favor da filtração em direção aos espaços intersticiais recebe o nome de filtração efetiva. Capacidade esta dada aos capilares linfáticos que possuem estrutura especial que coletam líquidos com dejetos do metabolismo celular e proteínas para desembocarem no sistema circulatório (RIBEIRO, 1998, p.20).

> Há praticamente um estado de equilíbrio na membrana capilar pelo qual a quantidade de líquido filtrada para fora de alguns capilares se iguala quase exatamente (mas não completamente) à quantidade de líquido que retorna à circulação por absorção por outros capilares. H. Starling (GUYTON; HALL, 1992, p. 157).

2.3 DIREÇÃO DA LINFA NO CORPO HUMANO

Já apresentamos a localização dos principais linfonodos do corpo humano. Cabe ao leitor saber e entender de forma ilustrativa quais as vias de condução da linfa, facilitando o direcionamento e a aplicação da drenagem linfática em diferentes regiões do corpo humano.

2.3.1 CABEÇA E PESCOÇO

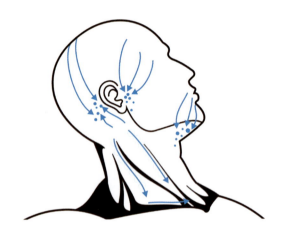

Figura 10 | Cabeça e pescoço

Para iniciarmos a drenagem da cabeça e do pescoço, devemos ter como referência as principais vias de entrada ou de desobstrução dos linfonodos. A execução da drenagem linfática obedece a direção do fluxo linfático. Começando pelo pescoço, temos os linfonodos supraclavicular e infraclavicular. Subindo no trajeto ascendente do pescoço, temos os cervicais superficiais e profundos, logo após encontramos na parte posterior do crânio com os linfonodos occipitais. Na linha mediana do queixo temos apenas três linfonodos, submandibulares, mentonianos e sublinguais que logo dão encontro ao quadrante superior da face, onde-se encontram os linfonodos parotídeos, mastóideos, pré-auriculares anterior e posterior.

2.3.2 MEMBROS SUPERIORES

O trajeto seguido pela linfa nos membros superiores deve ter como ponto de referência os linfonodos deltopeitorais ou pirâmide axilar que formam a desembocadura principal. Em seguida, temos no cotovelo os linfonodos supra-epitrocleares, que direcionam a linfa para os linfonodos umerais profundos. Devemos traçar o antebraço de forma que sejam observadas as regiões mais vascularizadas, que ficam na face medial do braço e do antebraço, que são formados pelos principais ramos da artéria braquial, da artéria radial, da artéria ulnar e pelas veias cefálicas e basílicas. Seguindo para a mão, temos a região dorsal e as falanges, nas massas laterais encontramos maior quantidade de vasos, a linfa deve ser mobilizada nesse sentido, permitindo sua evacuação para as artérias radial e ulnar.

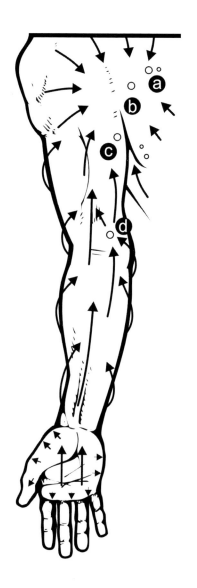
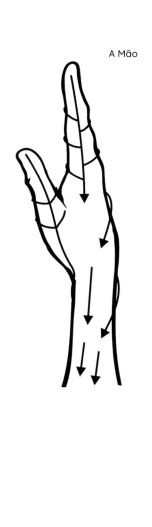
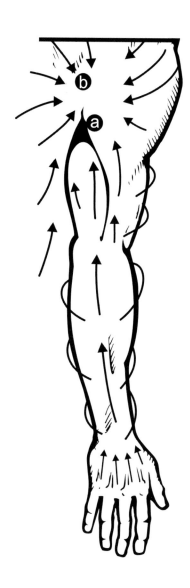

Face Anterior
a - Linfonodos do Sulco Deltapeitoral
b - Linfonodos Axilares
c - Linfonodos Umerais
d - Linfonods Subepitrocleares

Face Posterior
a - Linfonodos Subescapulares
b - Linfonodos Axilares

Figura 11 | Membros superiores

37

2.3.3 MEMBROS INFERIORES

A drenagem linfática dos membros inferiores envolve quatro principais sítios de evacuação da linfa. Esses sítios são formados pelos linfonodos inguinais, que estão interligados como os linfonodos da cadeia ilíaca. Observa-se também nos membros inferiores o trajeto dos principais vasos, que estão na face interna das coxas, que são as artérias femoral, poplítea, tibial anterior e dorsal do pé. A cadeia ilíaca é subdividida, tendo como ponto de referência o tubérculo ósseo do íleo, que se abre em forma de leque constituindo-se de três ramos principais: uma cadeia mais externa, que se origina na borda externa das artéria ilíaca comum, tendendo a direcionar-se para os músculos psoas; uma camada média, que se encontra no interior da artéria ilíaca externa, e uma cadeia mais interna ou profunda, que nasce da face interna na arcada crural e continua ao longo da artéria ilíaca interna. Na região posterior do joelho encontram-se os linfonodos poplíteos, que em conjunto com os linfonodos tibial anterior têm a função de drenar toda a linfa da perna, do tornozelo e do pé, lembrando que a safena interna se encontra na face medial do membro.

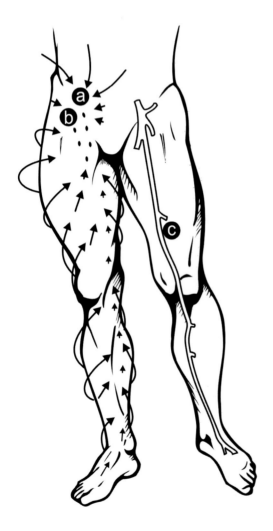

Face Anterior
a - Linfonodos Retrocurais
b - Linfonodos Inguinais
c - Veia Safena

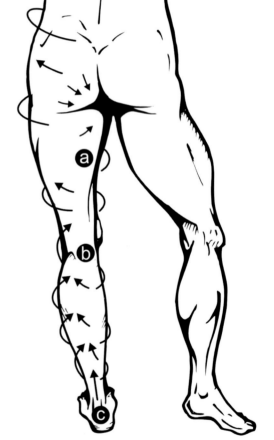

Face Posterior
a - Direção dos Linfonodos
b - Direção dos Linfonodos Poplíteos
c - Direção dos Lifonodos Retromaleolares

Figura 12 | Membros inferiores

2.3.4 PAREDE ANTERIOR DO TÓRAX, DA MAMA E DO ABDOME SUPERIOR

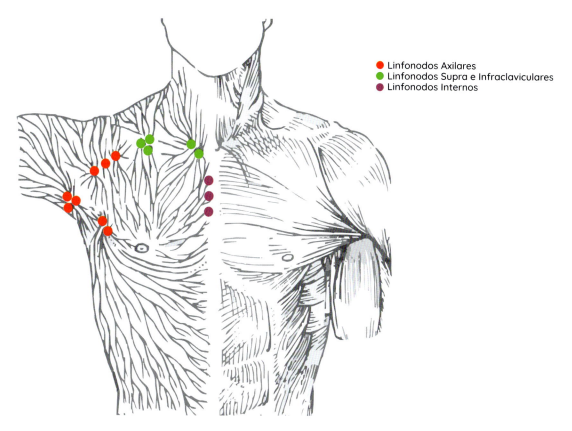

Figura 13 | Parede anterior do tórax, da mama e do abdome superior

Nesta região anterior do tórax temos de traçar uma linha horizontal, tendo como ponto de referência a cicatriz umbilical, para dividir o tórax em duas metades e, consequentemente, levar a linfa para os pontos mais próximos de filtração. Os principais linfonodos encontram-se na face anterior do tórax: esterno, axila, clavícula e mamários internos. A linfa poderá desembocar para os linfonodos mamários internos e externos, para a região supra e infra-clavicular e especialmente para a região delto-peitoral. Quando temos como ponto de partida o abdome superior, devemos mobilizar a linfa que se encontra no tecido subcutâneo para a região lateral e ascendente em direção à axila, o mesmo deve ser feito com a região posterior do tórax. Delimitamos também nesta região os troncos jugulares direito e esquerdo, a veia cava superior direita e esquerda, o tronco da subclávia direita e esquerda e os troncos broncomediastinais direito e esquerdo.

É no abdome que encontramos os principais troncos linfáticos e também vários órgãos hematopoiéticos e glândulas endócrinas que envolvem e participam de forma primordial no funcionamento do corpo humano. Os principais troncos linfáticos são: descendente intercostal direito e esquerdo; lombar direito e esquerdo; e intestinal. Esses troncos têm uma ligação muito próxima com órgãos tais como baço, fígado, intestino, rins, pâncreas, fazendo desta região o maior centro de quebra, absorção, eliminação e transporte de nutrientes do corpo humano. A linfa encontrada nesta região é muito rica e geralmente passa por transformações que influenciam de forma intrínseca e extrínseca o corpo humano. Além da localização dos principais órgãos, é no abdome que enfatizamos a importância da utilização correta da respiração (inspiração e expiração), para que o movimento peristáltico induza a uma mobilização e trabalho efetivo dos rins e dos intestinos.

2.4 FATORES QUE MODIFICAM O FLUXO LINFÁTICO

Vários fatores modificam o fluxo linfático: alterações da pressão do líquido intersticial, alterações de temperatura; contrações rítmicas dos vasos linfáticos; contrações musculares; movimentos articulares; pulsações arteriais; e compressão dos tecidos adjacentes por objetos externos ao corpo e uma relação direta com a força da gravidade (WARWICK; WILLIANS, 1979, p. 557-688).

2.4.1 PRESSÃO DO LÍQUIDO INTERSTICIAL

A alta pressão externa do interstício tem um papel significativo na entrada e na retenção do fluido tecidual nos capilares linfáticos. A pressão existente na luz do capilar linfático é de 1,2 cm de água (H2O). O aumento no fluxo torna-se progressivamente maior à medida que a pressão do líquido intersticial se eleva (RIBEIRO, op.cit.).

A pressão hidrostática aumenta nas veias ao se assumir a posição ortostática. A pressão é estimada em mmH2O e equivale à distância que separa o ponto considerado do coração. Portanto, ela varia em virtude da posição do indivíduo. A pressão hidrostática estimada da safena interna será nula quando o paciente estiver deitado (LEDUC; LEDUC, op. cit.).

2.4.2 ALTERAÇÕES DA TEMPERATURA

A elevação da temperatura ambiente ou corpórea provoca aumento do fluxo sanguíneo; consequentemente, a filtração capilar também aumenta, e o fluxo linfático, por usa vez, torna-se maior. Da mesma maneira, quando ocorre a diminuição da temperatura, tanto o fluxo linfático como o sanguíneo diminuem (RIBEIRO, op.cit.).

Segundo Guyton (1992), existem três mecanismos importantes para a redução do calor do organismo quando este está excessivamente quente: vasodilatação, sudorese e diminuição da produção de calor. A vasodilatação pode aumentar a velocidade de passagem de calor para a pele em até oito vezes, promovendo uma dilatação do calibre do vaso e aumento do aporte sanguíneo corporal. A sudorese é promovida por estímulos hipotalâmicos, que favorecem a perda de calor por evaporação. A diminuição da produção de calor é promovida pelos calafrios e termogênese química que ficam fortemente inibidos.

Já os mecanismos que aumentam a temperatura quando o corpo se encontra excessivamente frio estão relacionados à vasoconstrição cutânea em todo o corpo, a piloereção, que se refere ao momento em que os pêlos estão eriçados, e ao aumento da produção de calor que ajuda a promover calafrios, excitação simpática e secreção de tiroxina.

São mecanismos diferentes que promovem fisiologicamente mudanças necessárias ao controle térmico da temperatura corporal, facilitando sua regulação por meio de reajustes contínuos necessários ao bom funcionamento térmico.

2.4.3 CONTRAÇÕES RÍTMICAS DOS VASOS LINFÁTICOS

Segundo Leduc (2000), os vasos linfáticos citados são os linfâgions, que são formados por segmentos delimitados por duas válvulas: uma que permite a entrada e outra a saída da linfa para o segmento posterior. Essas válvulas não possuem musculatura, funcionando unicamente por pressão. Já as paredes dos vasos apresentam musculatura lisa, que estão ligados ao sistema nervoso autônomo por terminações nervosas livres. Esses efeitos permitem que os filamentos de ancoragem, denominados Casley-Smith, se distendam e abram as válvulas linfáticas (junções endoteliais), dando passagem ao líquido intersticial.

2.4.4 CONTRAÇÃO MUSCULAR

A presença de fibras contráteis nos vasos linfáticos auxilia na contração, provocando o bombeamento da linfa. A musculatura esquelética, ao se contrair e relaxar, provoca um movimento de bombeamento dos vasos linfáticos (BARROS, 2001, p. 13,53-55).

Além disso, em atividade muscular intensa, o aumento metabólico simultâneo acarreta uma elevação do fluxo, pois os capilares sanguíneos se dilatam pelo aumento da pressão capilar, com conseqüente aumento da filtração para o interstício. Ocorre também um aumento da pressão osmótica no espaço intersticial causado pela formação de metabólitos, provocando uma maior absorção (RIBEIRO, op.cit.).

2.4.5 ESTIMULAÇÃO DO DIAFRAGMA

A estimulação do músculo diafragma permite que a linfa seja coletada e transportada com maior velocidade em direção a ducto torácico; realizando movimentos inspiratórios e expiratórios. Estes movimentos provocam mudanças de pressão na caixa torácica, aumentando consequentemente a pressão abdominal, que permite o movimento peristáltico do intestino, e a eliminação das toxinas do organismo pelas fezes (IBIDEM).

2.4.6 COMPRESSÃO EXTERNA DOS TECIDOS

Em algumas patologias (linfedema, tumores, infecção), necessita-se do uso de meias de compressão, aparelhos e enfaixamentos em um determinado membro para que a linfa seja impulsionada e bombeada em direção ascendente, sentido centrípeto, permitindo a evacuação da linfa para os troncos maiores.

Ao retirar essas compressões, ocorre um refluxo, mas a linfa que foi direcionada para os vasos linfáticos não refluirá, o que resultará em uma quantidade menor de líquido, permitindo um equilíbrio intersticial entre as células banhadas pela linfa.

2.4.7 DRENAGEM LINFÁTICA MANUAL

A drenagem linfática manual é a técnica que atua de forma global ou localizada com o objetivo de direcionar a linfa e aumentar o fluxo linfático, produzindo de forma eficaz a eliminação de líquidos excedentes, macromoléculas e proteínas no líquido intersticial. Tem como principal função trabalhar como coletor de impurezas, diminuindo a probabilidade de intercorrências, fazendo um circuito nas vias linfáticas e circulatórias. Deve ser trabalhada no tecido subcutâneo, com o objetivo de melhorar a nutrição das células, promovendo efeitos relaxantes em razão dos receptores táteis encontrados nesta região.

2.4.8 AÇÃO DA GRAVIDADE

O centro de gravidade no ser humano está localizado em um ponto ligeiramente posterior ao plano mediossagital, no nível do umbigo (COLE; MORRIS; RUOTI, 2000, p. 19).

A ação da gravidade no sistema linfático é um fator importantíssimo, pois ela atua empurrando a linfa para baixo, sendo o sistema linfático um sistema de mão única, de trajeto ascendente; então a ação da gravidade faz um trabalho contrário, dificultando que a linfa siga seu caminho. Em situações patológicas, tais como linfedema pós-mastectomia, varizes, etc. ocorrem comprometimentos em uma de suas vias (capilares, vasos, válvulas e órgãos), consequentemente essas vias ficam estagnadas, acumulando-se linfa no meio intersticial, o que leva muitas vezes a uma estase circulatória. Os membros superiores e inferiores necessitam ser posicionados contra a ação da gravidade, ou seja, elevados a um mínimo de 35º a 45º graus, e que os principais linfonodos das principais vias axilares, inguinais e poplíteos estejam desobstruídos.

CAPÍTULO 3

PROCESSO DE CICATRIZAÇÃO

FLÁVIA JULIANE BUSSARELO DUTRA

Uma das mais fascinantes capacidades do ser vivo é a habilidade de reparar seu tecido quando danificado. Após o procedimento cirúrgico, a pele inicia um processo complexo, gradativo e sistêmico que pode durar meses ou até anos.

A duração dos estágios é muito variável. Os processos de lesão inicial que envolvem hemostasia, inflamação, proliferação e remodelamento do tecido se sobrepõem em grande parte de forma sistêmica, passando a ter uma relação direta com o agente agressor, complicações posteriores, gravidade e duração da lesão.

O sangramento inicial geralmente dura apenas poucos minutos, já o processo inflamatório agudo dura cerca de três a quatro dias, e o edema pode perdurar por vários dias. O desenvolvimento do tecido de granulação pode geralmente ser identificado durante os próximos dias concomitantemente ao reparo fibroso, que pode continuar por semanas, meses ou até anos, dependendo da resposta fisiológica de cada paciente.

Segundo Low e Reed (2001), o processo de cicatrização pode ser dividido em quatro estágios:

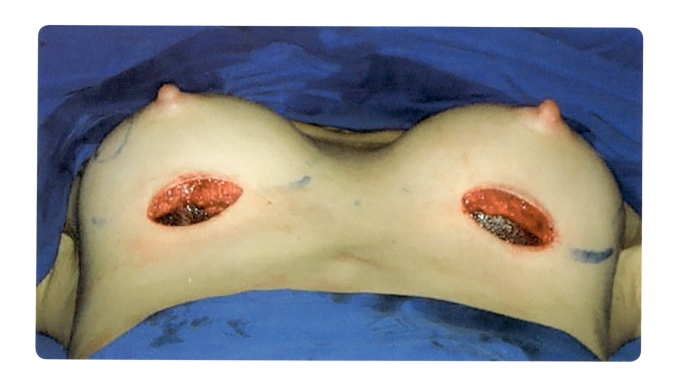

1º ESTÁGIO – LESÃO INICIAL: HEMOSTASIA

Neste estágio ocorrem danos às células e aos pequenos vasos sanguíneos, normalmente gerados por agentes agressores ou por procedimentos cirúrgicos. As células morrem em consequência da agressão direta e da deficiência de oxigênio, em razão da lesão de vasos sanguíneos ou pelos agentes químicos liberados por outras células lesadas. Em poucos minutos ocorre a coagulação[1] do sangue liberado, que serve de tampão para os vasos sanguíneos, ajudando a isolar a área e a aprisionar as bactérias.

2º ESTÁGIO – INFLAMATÓRIO

É o processo que se inicia logo após o aparecimento da lesão, e dependendo das alterações histopatológicas do tecido pode levar meses ou anos. Inflamar vem do latim e significa queimar, termo apropriado, já que a pele se torna quente, vermelha, edemaciada e dolorosa quando envolvida neste processo. Quatro sinais principais caracterizam o processo inflamatório: dor, calor, rubor e tumor, podendo-se acrescentar ainda o quinto, que é a perda da função do membro.

A inflamação é basicamente o resultado da microcirculação dos tecidos reagindo à lesão. O processo inicia-se com uma vasoconstrição muito breve dos vasos não lesados em resposta à irritação, seguida por dilatação prolongada das arteríolas, das vênulas e dos vasos linfáticos. O fluxo sanguíneo total da região é aumentado, e isso leva ao rubor e ao aumento da temperatura da pele. Os leucócitos tendem a se mover para a margem da corrente sanguínea, passando por dentro do líquido tissular adjacente, fazendo com que as células endoteliais das vênulas se contraiam afastando-se umas das outras. Isso permite que uma quantidade muito maior de proteínas plasmáticas deixe o vaso e entre no líquido tissular. Em decorrência de todas essas etapas, a pressão osmótica entre o sangue e o líquido tissular é alterada, de modo que o líquido deixa os vasos e entra nos espaços do tecido, tornando o estágio inflamatório mais evidente com o aumento da pressão hidrostática capilar, que permite a dilatação das arteríolas. Edema é o aumento resultante do líquido nos tecidos. O líquido propriamente dito é chamado de exsudato, que é portanto a causa do edema associado à inflamação.

Geralmente os pacientes pós-cirúrgicos relatam dor como consequência da pressão nas terminações nervosas sensoriais pelo exsudato em excesso encontrado no processo inflamatório e também por vários mediadores químicos que causam a vasodilatação. Citaremos o grupo das cininas, por exemplo, a histamina pode somente provocar prurido, e as prostaglandinas potencializam o efeito das outras substâncias, provocando a dor.

3º ESTÁGIO – PROLIFERATIVO

A duração do estágio proliferativo é de 10 a 17 dias ou de 14 a 21 dias após o início da lesão, sendo responsável pelo fechamento da lesão propriamente dita. Este estágio dura de três a quatro semanas, inclui a reconstrução dos tecidos, revestimento quando necessário e reforço da ferida. Envolve a atividade de três células: macrófagos, fibroblastos e células endoteliais, que agem de forma harmoniosa e combinada para formar um novo tecido de granulação altamente vascularizado que preenche a ferida. Este tecido é denominado de tecido de granulação por causa de sua aparência granulosa quando seccionado.

Os macrófagos são essenciais para que ocorra a cicatrização, eles não apenas digerem, mas também removem os restos das feridas, fazendo a migração para a área lesada, liberando agentes quimiotáticos que estimulam a atividade fibroblástica e a angiogênese. Esses novos vasos sanguíneos aparecem primeiro como brotos de células endoteliais que crescem para dentro da área lesada e se ramificam; à medida que o sangue começa a fluir através deles, a oxigenação local aumenta e ao mesmo tempo os

---

[1] Coagulação: processo de agregação de plaquetas e ativação de um sistema de enzima em forma de "cascata" que é muito importante para o desencadeamento do próximo estágio, que é o inflamatório.

fibroblastos depositam novas fibras de colágeno para formar uma estrutura de suporte. Esse novo tecido de granulação continua crescendo para dentro a partir das margens do tecido normal, substituindo os tecidos lesados e mortos.

4º ESTÁGIO – REMODELAGEM

Acontece depois do estágio anterior e inicia-se no 14º ao 21º dia ou até meses ou anos após o aparecimento da lesão para que o mesmo tecido venha a se regenerar tal qual o original. Ocorre reposição parcial das fibras de colágeno do tipo III pelo tipo I.

Esta é a fase mais longa, também denominada de fase de maturação do tecido, ocorrendo diminuição dos fibroblastos e aumento contínuo das fibras de colágeno, que progressivamente se alinham na direção de maior tensão no trajeto cicatricial (BRANDÃO, 2006 p.8).

O processo de cicatrização continua até que toda a área lesada seja substituída. Ao mesmo tempo, o tecido de granulação torna-se fibroso e com menos vascularização, formando um tecido fibroso denso (cicatriz). O número de vasos sanguíneos é reduzido ao número apropriado para manter a viabilidade dos tecidos. As arteríolas, as vênulas e os vasos linfáticos desenvolvem-se novamente e ocorre a regeneração de pequenas fibras nervosas. Com o passar dos dias o tecido conjuntivo é remodelado.

CAPÍTULO 4

PATOLOGIAS TRATADAS COM DRENAGEM LINFÁTICA MANUAL

Neste capítulo será feita uma síntese das principais patologias que podem ser tratadas com drenagem linfática manual, deixando claro que a drenagem linfática traz inúmeros benefícios ao corpo humano, e se utilizada de forma adequada ajudará no bom funcionamento do organismo e melhorará a qualidade de vida dos pacientes.

4.1 LINFEDEMA

É o edema decorrente da obstrução dos vasos linfáticos. Normalmente é generalizado no membro e contém grandes quantidades de proteínas e macromoléculas que não foram eliminadas pelos órgãos linfáticos. É geralmente associado ao sinal de Cacifo, que se caracteriza por uma tumefação que deixa depressão na pele após realização de pressão sobre o tecido subcutâneo.

Fisiologicamente podemos afirmar que faz parte do desequilíbrio no mecanismo de Starling, ou seja, quando a quantidade de líquido intracelular é maior que a extracelular ou vice-versa ocorre o enfartamento dos vasos de filtragem, impedindo que haja evacuação.

Várias patologias podem gerar linfedemas, que são subdivididos em primários e secundários. Comumente os linfedemas primários podem ser congênitos, ou seja, a criança nasce com eles; são também denominados de agenesia do sistema linfático. Este tipo de edema se estabelece até a idade de 15 anos, é de evolução progressiva, podendo levar à incapacidade para as funções de vida diária. Sua origem está relacionada com distúrbios hormonais ou má-

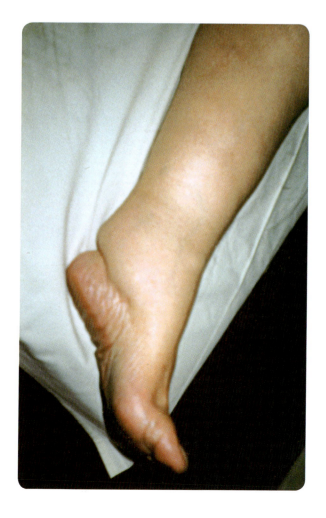

-formação nos linfonodos pélvicos ou axilares. Após essa idade o linfedema é considerado secundário tendo origem em processos infecciosos, neoplásicos, filarióticos, em queimaduras, pós-traumatismo, pós-operatório, flebites e outros.

Uma das complicações encontradas no linfedema é que ele geralmente está acompanhado por endurecimento do tecido da pele e do tecido subcutâneo em decorrência da alta quantidade de proteínas na pele.

Porém, o edema deve ser em princípio avaliado pelo médico, e após o diagnóstico sua classificação é baseada em duas distinções: brandos e duros (GANANCIA, 1976, p. 33)

Brandos: quando realizamos uma pressão com os dedos e observamos uma compressão do tecido, que logo cede ou não tarda a desaparecer, podendo ser tratado com maior facilidade na recuperação.

Duros: ao contrário, ao efetuarmos uma compressão com os dedos notamos que o tecido se encontra duro e ao mesmo tempo, se percebe que esse edema não diminui com o repouso. Com base nesse fato podemos questionar se esse edema foi gerado por algum transtorno no sistema linfático, por alterações ou complicações geradas nas vias ou nos linfonodos linfáticos.

4.2 VARIZES

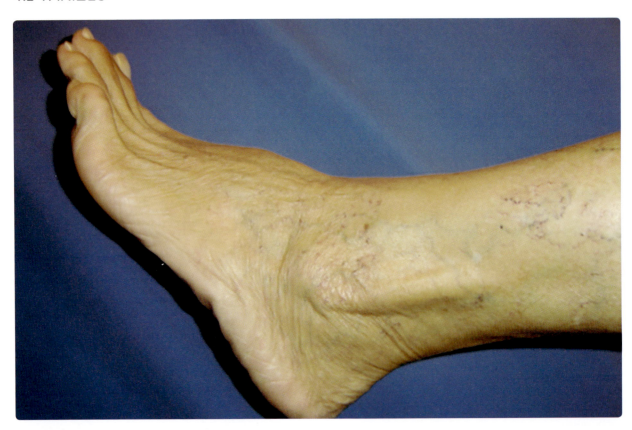

São caracterizadas pela dilatação e pela tortuosidade dos vasos e adquirem aspecto sinuoso; em consequência do enfraquecimento das paredes dos vasos as válvulas não conseguem efetuar a contratibilidade natural. As varizes podem ser de origem hereditária ou adquiridas por excesso de peso corporal, deficiência vascular, sedentarismo, problemas hormonais e gravidez. As varizes adquiridas resultam da obstrução proximal ao retorno venoso; o aumento da pressão aplicada sobre esse sistema venoso leva à insuficiência valvular (SULLIVAN, 1993).

As complicações são edemas em membros inferiores, dor local, sensação de cansaço nas pernas, varicoses, eczema varicoso, úlcera varicosa e flebite dos vasos superficiais.

4.3 LIPODISTROFIA GINÓIDE

É também vulgarmente conhecida por celulite[1]. Este termo na atualidade está sendo desconsiderado pela literatura.

Com estudos atuais verificou-se que a lipodistrofia é uma afecção crônica, mas sem caráter inflamatório (BARROS, 2001, p. 13, 53-55).

Etimologicamente é uma desordem das trocas metabólicas do tecido adiposo local, causando uma importante alteração do contorno corporal, apresentando várias alterações da epiderme, da derme, e da hipoderme do tecido conjuntivo (BORGES, 2006, p. 353).

Todas essas modificações provocam não apenas alterações morfológicas, mas também histoquímicas, bioquímicas, e ultraestruturais. No decorrer dos anos provocam algias nas zonas acometidas, com diminuição das atividades funcionais, podendo provocar sérias complicações e até à quase total imobilidade dos membros inferiores, além de dores intensas e problemas emocionais (GUIRRO, op. cit.).

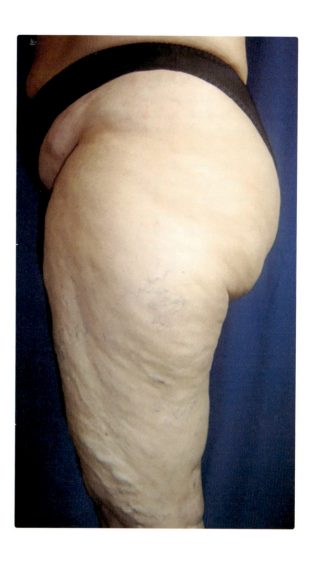

---

[1] Celulite: trata-se de um tecido mal oxigenado, subnutrido, desorganizado e sem elasticidade, resultante do mau funcionamento dos sistema circulatório e das consecutivas transformações do tecido conjuntivo. É uma infiltração edematosa do tecido conjuntivo, não inflamatória, seguida de polimerização da substância fundamental, que, infiltrando-se produz uma reação fibrótica consecutiva.(IBIDEM). Outros termos: lipodistrofia localizada, hidrolipodistrofia ginóide, paniculopatia, edemato-fibroesclerótica.

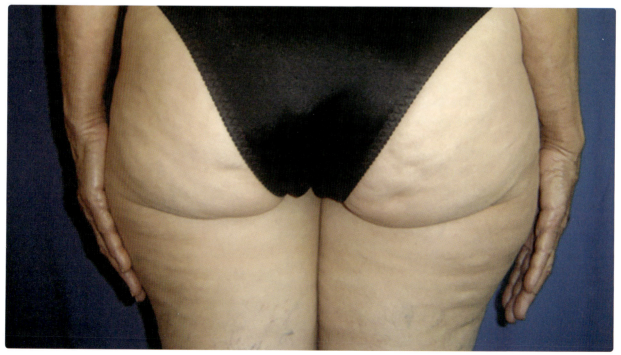

4.3.1 FASES DA LIPODISTROFIA GINÓIDE

FASES I - II - BRANDA: quando o tecido é curável, geralmente envolve as liposdistrofias.

FASES II - III - MODERADA: freqüentemente é curável, mas envolve disciplina e manutenção do tratamento por um longo período.

FASE IV - GRAVE: não existe cura, sendo possível ocorrer grande melhora após o tratamento.

FASE I

As alterações que geralmente ocorrem no tecido são hipertrofia das células adiposas e aumento do tecido gorduroso, provocando aumento da célula. A drenagem do líquido intercelular se faz de forma mais lenta, o linfângion não se contrai de forma consecutiva, o tecido torna-se túrgido e logo passa para uma fase congestiva, que poderá ser transitória.

FASE II

Além das alterações pertinentes a primeira fase. Nesta fase ocorrem reações químicas e proliferação das fibras de colágeno e o tecido é frouxo e flexível e sua consistência, gelatinosa, que com o passar do tempo tende a piorar.

FASE III

A consistência gelatinosa citada anteriormente promove o aumento da densidade das células, provocando uma irritação das fibras teciduais, que invadem as miofibrilas, o que acelera a degradação de todo o tecido. Depois forma-se a fibrose, de caráter doloroso, que repercute nas veias, nas artérias e nos nervos, fazendo com que toda a região fique enfartada e túrgida, situação que passa a ser um obstáculo para as trocas metabólicas e fisiológicas necessárias ao tecido. Esse processo promove uma barreira que impede as trocas gasosas, levando conseqüentemente à fibrose intensa de todo tecido conjuntivo.

FASE IV

Esta fase apresenta um tecido fribótico duro e esclerosado, não há oxigenação nos tecidos. O paciente sente muita dor, com limitação de suas atividades diárias.

4.3.2 PRINCIPAIS FATORES CLÍNICOS

Existe uma série de fatores clínicos que desencadeiam a lipodistrofia ginóide, e estes podem ser subdivididos em predisponentes, determinantes e condicionantes.

a) Fatores predisponentes: estão diretamente relacionados com idade, sexo, desequilíbrio hormonal e hereditáriedade. Estes fatores, mesmo estando na escala principal, não necessariamente são os únicos elementos para o início da lipodistrofia.

b) Fatores determinantes: agravam o desencadeamento de uma rede de fibrose do tecido hipodérmico não oxigenado. Estes fatores são atribuídos a indivíduos, principalmente mulheres, que não se alimentam bem, podem ou não ter alguma disfunção hepática, o que predispõem a um desequilíbrio no sistema hormonal. O fumo, o estresse e o sedentarismo normalmente estão nos indivíduos portadores dessa patologia.

c) Fatores condicionantes: em razão dos fatores predisponentes e determinantes o corpo cria reações histopatológicas e hemodinâmicas que dificultam a circulação linfática e vascular, ocorre um aumento da pressão nas câmaras dos vasos, podendo ou não ocorrer um infarto do tecido, obstruindo e impedindo o equilíbrio dos líquidos nos espaços intersticiais (GUIRRO 2004, p. 354).

4.3.3 EXAMES PARA DIAGNÓSTICO DE LIPODISTROFIA GINÓIDE

O principal teste é a palpação dos tecidos. O paciente deve encontrar-se em postura ortostática para evitar o mascaramento do grau de acometimento dos tecidos. O terapeuta trata de pressionar o tecido adiposo entre o polegar e o indicador, dependendo do grau encontrado pode-se observar a aparência de casca de laranja.

O terapeuta pode promover a preensão do tecido com movimento de tração. Se a dor for muito intensa pode ser um sinal que o tecido está acometido de lipodistrofia ginóide.

Os exames complementares são:

- Termografia: utiliza-se uma placa flexível de cristais termossensíveis de colesterol. Sua função é fazer o mapeamento de acordo com a temperatura cutânea. As cores que representam a fase I são o rosa e o verde. Já em pacientes com graus mais adiantados pode aparecer a cor negra ou aparência de pele leopardo.

- Xerografia: utiliza-se radiação Raio-X, para analisar na imagem as mudanças nas cargas elétricas induzidas pelos raios sobre a placa de selênio.

- Ecografia bidimensional: avalia a textura e a espessura dos tecidos, sendo possível associar o efeito doppler, que permite avaliar a circulação local dos vasos.

- Biópsia: exame realizado com punches de 3 a 4 cm de diâmetro. Método invasivo que deve ser realizado por um profissional capacitado na área.

4.4 CIRURGIAS PLÁSTICAS

A cirurgia plástica vem contribuindo para a promoção do equilíbrio e da harmonia dos pacientes em relação à imagem corporal.

Atualmente a medicina estética vem apresentando uma ascendência no mercado de trabalho. Hoje o Brasil é o segundo país em número de cirurgias estéticas no mundo. Essa situação promoveu uma procura muito grande por tratamentos estéticos complementares aos procedimentos cirúrgicos.

O processo de envelhecimento ocorre sob dois aspectos: endógeno e exógeno. As alterações endógenas ocorrem em todos os indivíduos desde o nascimento, com a formação de radicais livres, que são moléculas instáveis em nosso corpo que roubam elétrons. Uma parte do oxigênio que respiramos se transforma em radicais livres, que participam do processo degenerativo, tais como câncer, envelhecimento do sistema nervoso, vascular, osteomuscular e hormonal.

O envelhecimento causado por alterações exógenas é provocado por agentes externos, tais como: estresse, alimentação, poluição, alterações climáticas, tabagismo, álcool. No entanto, o fator preponderante para o envelhecimento precoce é a radiação solar (CORPO E SAÚDE, 2006 p. 1-3).

4.4.1 LIPOASPIRAÇÃO:

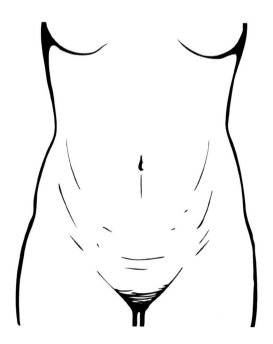 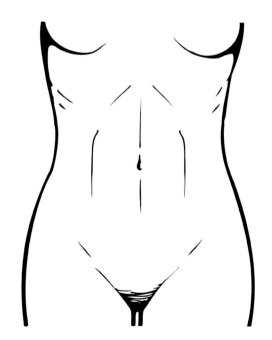

Figura 14 | Lipoaspiração

É uma técnica cirúrgica para retirada de tecido adiposo por meio de um sistema vácuo-aspirador. Essa técnica é menos agressiva ao tecido conjuntivo e suas incisões são bem menores que as das cirurgias tradicionais, conseqüentemente suas cicatrizes são quase imperceptíveis (GUIRRO, 2004, p. 443).

Neste procedimento são introduzidas cânulas de metal com orifícios laterais que fazem a sucção da gordura. Atualmente as cânulas vêm passando por várias modificações quanto à forma, ao calibre e ao material utilizado, buscando um melhor desempenho médico e conseqüentemente redução das possíveis complicações (MAUAD, 2000, p. 71-78).

São realizadas pequenas incisões abaixo da pele para retirada da gordura. Este procedimento provoca lesão no sistema linfático, vascular e arterial, bem como nas terminações nervosas adjacentes.

Além da remodelagem do contorno corporal, a lipoaspiração tem grande aceitação no tratamento da lipodistrofia do abdomem, do flanco, do dorso e das regiões interna e externa das coxas (IBIDEM).

Existem seis tipos de cânulas utilizadas neste procedimento: romba, perfurante, plana, basel, oval e irregular. Ao utilizá-las os médicos levam em conta as que provocam menos traumatismos e sangramento do tecido. As cânulas bisel e oval são as mais utilizadas na lipoaspiração superficial (GUIRRO, op. cit).

As técnicas utilizadas na lipoaspiração são: seca e úmida. No método seco a retirada da gordura é feita através de cânulas ligadas a seringas ou bombas de sucção sem infiltração prévia de soluções locais. Esta técnica possibilita uma avaliação precisa da quantidade de gordura extraída e do volume sanguíneo aspirado. É utilizada para pequenas áreas ou para retoques.

Técnica úmida: utilizam-se soro fisiológico e substâncias variadas, tais como vasoconstritores, alcalinos, anestésicos. Seu objetivo é romper as membranas celulares e facilitar a aspiração da gordura, trazendo ao tecido o menor acometimento de equimose e edema (BORGES 2006, p. 353).

O tratamento pós-cirúrgico sugerido pelo médico é utilização de cinta e faixas elásticas por um período de um a dois meses, drenagem linfática, atividade física leve após 15 dias, vestimentas leves e soltas.

O objetivo no pós-cirúrgico para reabilitação dermato-funcional é diminuir edema e equimose, diminuir a dor, evitar ou tratar as fibroses e as aderências existentes no tecido.

4.4.2 ABDOMINOPLASTIA

Também conhecida como dermolipectomia abdominal, tem como objetivo eliminar o excesso gorduroso e cutâneo e posteriormente a correção da flacidez dos músculos abdominais, promovendo o modelamento do abdome (Ibidem).

A técnica mais comum é a incisão horizontal infra-umbilical baixa ou supra-púbica na parede abdominal anterior. Para realização da abdominoplastia é importante a avaliação de três elementos: pele, tecido gorduroso e tecido muscular. Com base nesses elementos a cirurgia é fundamentada pela adiposidade regional, excesso cutâneo na região epigástrica ou hipogástrica, flacidez muscular aponeurótica e também focos de lipodistrofia cutânea.

As principais complicações são as cicatrizes hipertróficas e queloideanas, alguns pacientes podem apresentar embolia pulmonar, necrose de retalho e seroma (GUIRRO, 2004, BORGES,).

Os procedimentos preventivos iniciais no pós-cirúrgico são: uso de uma cinta de contenção, curativos com micropore, evitar fazer movimentos de flexão e rotação do tronco, evitar o decúbito ventral e banho de sol apenas após o terceiro mês. Deve-se dar continuidade aos exercícios para reeducação respiratória, diminuição do edema existente, diminuição e ausência da dor, tratar e evitar a formação de equimose e a aderência cicatricial.

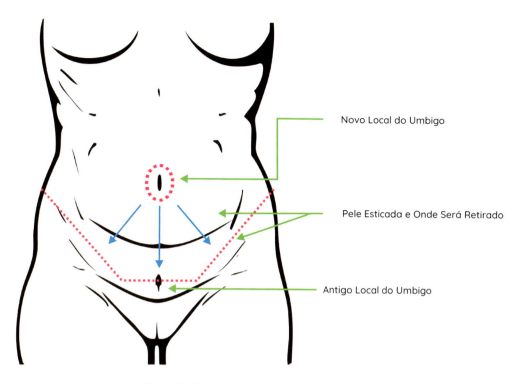

Figura 15 | Abdominoplastia

4.4.3 MAMOPLASTIA:

É uma intervenção cirúrgica para diversas alterações estéticas na mama, referente a forma, volume, diâmetro e a relação entre a pele e glândula e sua projeção no complexo aéreo mamilar (GUIRRO, op.cit.).

Além dessas condições anteriormente citadas, poderemos relacionar algumas patologias estéticas como hipoplasias, ptoses, hipertrofia, dismorfia e ginecomastia (BORGES, op.cit).

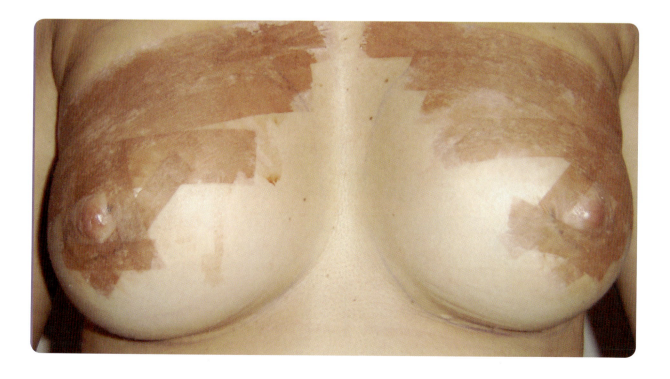

TÉCNICAS QUE RESULTAM EM CICATRIZES MENORES

Técnica em T invertido, L, Y invertido, I vertical: são três tipos de incisão cirúrgica, indicada para pacientes que irão realizar redução de mamas com média a grande hipertrofia e também para pacientes com ptoses. Possibilita a retirada de maior quantidade de tecido mamário e gorduroso.

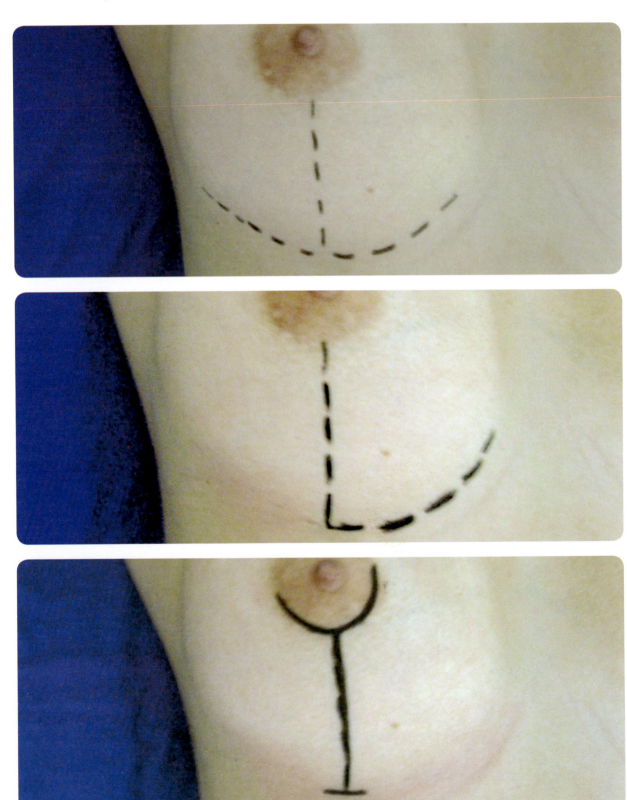

MAMOPLASTIA PARA IMPLANTE DE PRÓTESE:

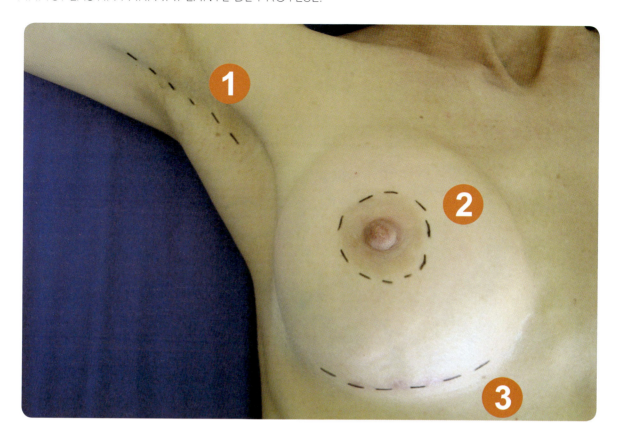

As principais técnicas de implantação da prótese mamária são:

TÉCNICA AXILAR (1)

Nesta técnica, a prótese é colocada sub--facial, debaixo do músculo peitoral.

TÉCNICA PERIAUREOLAR (2)

É indicado para pacientes com pequena a moderada hipertrofia de mamas e também em ptoses; pode também ser indicada para correção de formato aureolar.

TÉCNICA SUBMAMÁRIA (3)

A incisão é feita na dobra abaixo da mama.

A mamoplastia é indicada geralmente para pacientes que apresentam hipoplasia, assimetria, involução mamária com queda pós-gravidez ou em mamas reduzidas ou não desenvolvidas.

Neste procedimento podem ocorrer respostas indesejáveis, associadas às características apresentadas em relação à prótese e ao paciente, que estão relacionadas à hereditariedade, à tolerância por parte do receptor, ao repouso, à não-absorção pelo organismo, à qualidade e à textura da prótese.

No período imediato de zero a trinta dias após o procedimento, as mamas apresentam diminuição do edema e pequena mobilidade da prótese. Após esse período de trinta dias ao oitavo mês a mama apresenta uma evolução que tende a ser parecida com sua forma definitiva. E no período tardio, do oitavo ao décimo nono mês, a mama já apresenta seu aspecto definitivo quanto à forma, consistência volume e sensibilidade.

As principais complicações no pós-cirúrgico são infecções, edemas, ptose de mama, contratura capsular, assimetria, hipersensibilidade, dor e necrose de pele.

Os procedimentos no pós-cirúrgico imediato envolvem drenagem linfática manual, uso de colete ou sutiã para imobilização da prótese, evitar movimentos do membros superiores em um períodos de quinze a vinte dias, realizar mobilização da prótese.

4.5 MASTECTOMIA

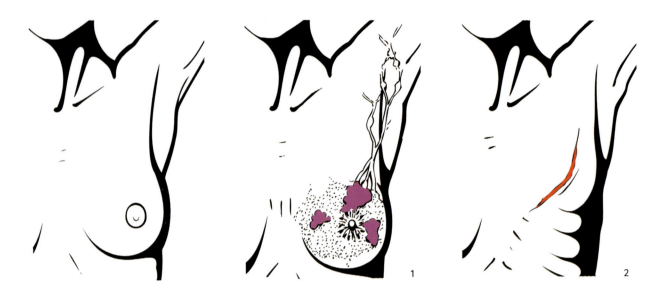

Figura 16 | Linfonodos seccionados (1) e incisão cirúrgica (2)

É a secção parcial ou total das mamas ou das glândulas mamárias em razão do câncer de mama. Esta é considerada em todo o mundo a segunda neoplasia de maior incidência e maior letalidade. Geralmente ocorre em mulheres com idade avançada, que tenham antecendentes familiares em primeiro e segundo grau, levando a crer que as mulheres que carregam componentes genéticos apresentam probabilidade maior no desenvolvimento de neoplásia (CAMARGO; MARX, 2001). No Brasil, cresce o número de mulheres atingidas por esta doença, cerca de 33 mil mulheres por ano. É considerada a principal causa de morte por neoplasia maligna entre as mulheres (GUIRRO, 2004, p. 465-467; FREITAS et al;2001, p. 205-208).

A disseminação é extremamente rápida, produzindo em pouco tempo metástase de um ou vários órgãos, geralmente atingindo o pulmão, a pleura, o fígado, o cérebro e outros órgãos próximos ou não ao tecido mamário. A mutilação decorrente gera danos psicológicos, físicos e estéticos.

Na secção total da mama, geralmente faz-se uma limpeza geral da região, retirando os linfonodos deltopeitorais em pequeno e grande número, dependendo da técnica cirúrgica utilizada. Há interrupção da circulação linfática e instalação do linfedema no membro superior. Nesse caso, há indicação drenagem linfática do membro e enfaixamento, abordagens com realização de liberação da fáscia profunda para ganho de mobilidade e realização das atividades de vida diária.

Geralmente neste tratamento o cirurgião não tem como objetivo principal a estética e sim manter a vida do paciente. Após essa cirurgia é importante que os pacientes recebam apoio psicológico, pois a depressão é um dos fatores que impedem um melhor prognóstico do tratamento.

O diagnóstico, quando feito precocemente, é fator importante para o tratamento proposto e também influi na expectativa de vida do paciente. O primeiro passo para o diagnóstico precoce é o auto-exame, quando o paciente poderá detectar alguma anormalidade na mama, observando pela palpação se há nódulos ou secreção eliminada pelo mamilo.

Em situações tardias a pele pode apresentar aspecto de casca de laranja, avermelhada, rubor, calor, fixação da pele, ulceração e comprometimento dos linfonodos deltopeitorais.

Exames específicos e laboratoriais devem ser inseridos para que o diagnóstico seja feito o mais rápido possível. Os exames são: mamografia de alta resolução (MAR), a ultrasonografia, a biópsia aspirativa por agulhas finas, core biópsia e a biópsia incisional.

4.5.1 REJUVENESCIMENTO FACIAL

É uma cirurgia que visa atenuar ou corrigir os sinais de envelhecimento apresentados pela pele, tais como rugas, flacidez facial, manchas e outras imperfeições geradas por fatores internos e externos.

As alterações que determinam o envelhecimento estão diretamente relacionadas à hereditariedade, aos hábitos de vida diária, à exposição solar, ao fumo, ao tipo de pele, as modificações promovidas pelo peso corporal e outros fatores que podem estar relacionados a alterações hormonais vivenciadas pelo homem no decorrer dos anos (BORGES, op. cit).

As cirurgias faciais mais procuradas atualmente são:

4.5.1.1 LIFTING CÉRVICO-FACIAL

Neste procedimento é realizada uma tração com plicatura da porção cervical posterior, promovendo o levantamento e o estiramento dos músculos faciais.

4.5.1.2 RINOPLASTIA

O objetivo do procedimento cirúrgico pode ser diminuição da giba do nariz, levantar e projetar a ponta do nariz e em casos de pacientes negros diminuir as asas do nariz. A rinoplastia também é indicada para indivíduos que apresentam desvio de septo e cornetos nasais que ao longo do tempo levam a má articulação da respiração.

Geralmente é um procedimento feito em conjunto com o otorrinolaringologista que após avaliação são realizadas incisões dentro da cavidade nasal e somente em caso de pacientes negróides que se faz necessário à incisão externa.

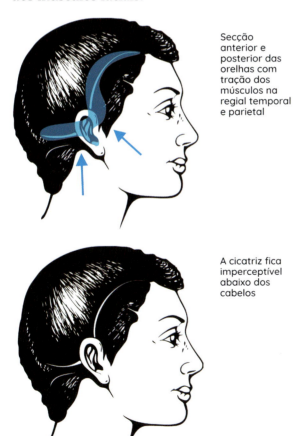

Figura 17 | Lifting cérvico-facial

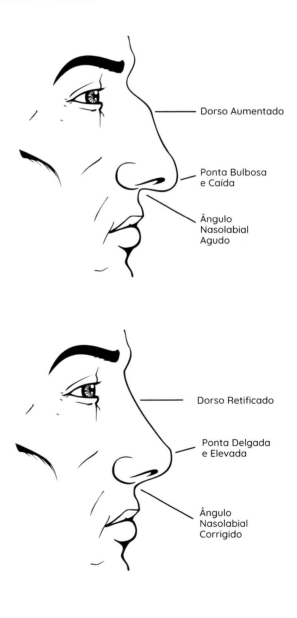

Figura 18 | Rinoplastia

4.5.1.3 BLEFAROPLASTIA

Cirurgia para retirada do excesso de gordura, pele e bolsas nas pálpebras superiores e inferiores.

Os principais procedimentos preventivos no pós-cirúrgico de face são: repouso nos primeiros dias, evitar movimentos de rotação do pescoço, não dormir em decubitolateral, drenagem linfática, uso de compressas geladas, uso de filtro solar e óculos. Pode ser associado o uso de eletroestimulação para fortalecimento e melhora da sensibilidade local.

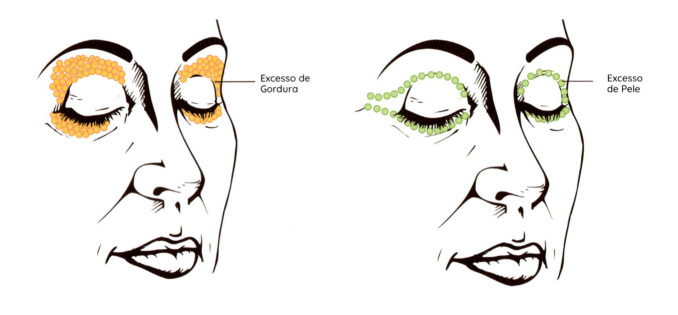

Figura 19 | Blefaroplastia

QUEIMADURAS

A injúria térmica tem diferentes conceitos, entre eles consta que queimadura é toda e qualquer lesão ocasionada no corpo humano pela ação curta ou prolongada de temperaturas extremas. O agente pode ser de origem térmico, radiação, produtos químicos, animais e vegetais.

A lesão pode variar desde uma pequena hiperemia até bolhas, flictemas, alterações celulares e imunológicas, com envolvimento das vias aéreas, podendo em alguns casos evoluir para óbito (GUIRRO, op. cit. BORGES, op. cit).

Quanto à sua profundidade é classificada em: (WIKIPEDIA, julho/2008).

1º grau: é uma queimadura superficial, que atinge apenas a epiderme. A pele fica avermelhada e dolorida, mas este estado regride em poucos dias.

2º grau: é uma queimadura mais profunda, atinge a epiderme e a derme superficial. Provoca flictemas e é muito dolorosa porque atinge as terminações nervosas.

3º grau: é uma queimadura em profundidade extrema. Atinge todas as camadas da pele, chegando também à hipoderme, aos ossos, à medula e aos vasos profundos. Os tecidos encontram-se necrosados, com ausência da sensibilidade dolorosa.

REGRA DOS NOVE

A regra dos nove tem a função de mapear e determinar o percentual da superfície atingida pela queimadura. Geralmente esta regra é utilizada em serviços de emergência. Nela o corpo é dividido em múltiplos de nove, com a subdivisão sendo feita da seguinte forma:

- cabeça = 9
- membro superior = 9 (cada membro)
- tórax anterior e posterior = 18
- períneo = 1
- membros inferiores = 18.

Nas crianças, esses números são menores em membros inferiores (14) e na cabeça (18).

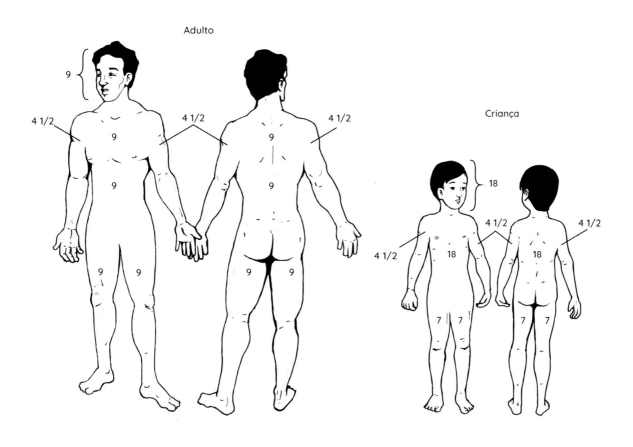

Figura 20 | Regra dos nove em adultos e crianças

PRINCIPAIS COMPLICAÇÕES OCASIONADAS POR QUEIMADURAS

Entre as várias complicações e problemas ocasionados por queimaduras, sejam de média ou de grande extensão, há transtornos relacionados tanto à saúde psicológica, quanto à saúde física do paciente. Dentre estas, as mais significativas são as complicações pulmonares, metabólicas, cardíacas e circulatórias (SULLIVAN, 1993).

COMPLICAÇÕES PULMONARES

É extremamente alta a probabilidade de ocorrer alguma forma de complicação pulmonar. Isso acontece porque o paciente ficou exposto ao calor das chamas e envolto em fumaça, que contém grandes quantidades de monóxido de carbono, dióxido de enxofre e outros gases nocivos.

A partir do momento em que se inicia a formação de edema, a quantidade de fluido extravascular promove uma contração do espaço vascular, que resulta em uma queda do débito cardíaco, que automaticamente promove um desequilíbrio da ventilação e da perfusão. (SULLIVAN, op. cit).

COMPLICAÇÕES METABÓLICAS

Referem-se às perdas no estado nutricional das principais demandas metabólicas, catabólicas e fisiológicas do organismo. Algumas consequências de uma queimadura são a rápida queda no peso corporal, equilíbrio negativo do nitrogênio, perda dos componentes e decréscimo nas reservas de energia, que são primordiais para o processo de cicatrização.

COMPLICAÇÕES DAS FUNÇÕES CARDÍACAS E CIRCULATÓRIAS

Queimaduras trazem como consequência redução significativa no volume plasmático e no fluido extracelular. Tais alterações promovem um enorme decréscimo no débito cardíaco, chegando a uma queda de 30%, que somente retornará aos seus níveis normais em média nas 36 horas após o ocorrido. Todos esses transtornos podem levar a uma depressão do miocárdio, o que pode dificultar o ressuscitamento quando este envolve áreas além de 60% da superfície corpórea.

As alterações hematológicas e circulatórias estão diretamente envolvidas nos processos de formação plaquetária, coagulação sanguínea, componentes formadores de leucócitos e nas possíveis disfunções nas hemácias. Nos pacientes queimados essas alterações podem desencadear um desequilíbrio intersticial, levando a complicações nos sistemas vascular e linfático.

CAPÍTULO 5

DRENAGEM LINFÁTICA MANUAL

A drenagem linfática manual é uma técnica de massagem com movimentos finos, suaves, superficiais, monótonos, realizados de forma centrípeta de proximal para distal em todo o corpo. Sua principal função é drenar os líquidos excedentes que banham as células, permitindo a livre evacuação de toxinas e dejetos metabólicos presentes em várias partes do corpo.

5.1 HISTÓRICO

A drenagem linfática existe há mais ou menos quinhentos anos e vem sendo estudada por médicos de todo o mundo. O médico italiano Gaspar Asseli (1581-1626) conduziu estudos no descobrimento do sistema linfático; logo após, Kudbek, cientista sueco (1630-1703), passou parte de sua vida estudando a anatomia deste sistema; Emil Vodder (1896-1986), dinamarquês, fisioterapeuta, sociólogo e filósofo de letras da Universidade de Bruxelas, continuou os estudos de Gaspar e Kudbeck, por meio de investigações teórico-práticas na escola de medicina de Copenhaguen – Dinamarca.

Vodder teve ao seu lado sua esposa, Estrid Vodder, com a qual a partir de 1936 passou a tratar pacientes com linfedema. Seu método foi difundido em toda a Europa. Nesse mesmo ano, em um congresso de medicina em Paris, foi estudado o tratamento com drenagem linfática para sinusite, rinite, asma e tratamento no pré e no pós-cirúrgico. O casal fundou um instituto primeiramente na França, depois em Copenhague, onde ensinou o método por ele desenvolvido (WINTER, 1985, p.65).

Levou trinta anos para a oficialização da drenagem linfática pela Associação de Medicina em Linfologia, da qual dr. Vodder era o chefe, e Leduc, seu assistente. Leduc esteve no Rio de Janeiro em 1977, proferindo palestra sobre drenagem linfática e fez parte da Confederação Brasileira de Estética e Cosmetologia (Febeco).

Vodder faleceu em um acidente no dia 17 de fevereiro de 1986, em Copenhague, com quase 90 anos de idade. Sua esposa continuou os estudos formando várias escolas em todo o mundo e deixando em cada país um representante.

Godoy (2004) cita o médico Andonk como um dos principais precursores da drenagem linfática como tratamento. Em 1967 foi criada a Sociedade de Drenagem Linfática Manual, à qual posteriormente foi dada a titulação de Sociedade Alemã de Linfologia. Os principais estudiosos que utilizaram esta técnica foram: Foldi, Casley-Smith, Nieto, Ciucci, Beltramino e Mayall.

Na atualidade, a drenagem linfática manual está sendo bastante usada em razão da resposta positiva vista em tratamentos cirúrgicos, vasculares e estéticos, sendo uma mediadora na capacitação e na liberação de toxinas do corpo.

O professor Alain Ganancia, fisioterapeuta, cinesiologista e professor diplomado pela Escola Francesa de Ortopedia e Massagem, trouxe uma técnica inovadora, com manobras leves, suaves, monótonas, mas que permitem drenar e mobilizar o tecido dérmico e hipodérmico em diferentes fases, trabalhando manualmente as regiões com aderências, retrações, cicatrizes e fibroses tardias.

Ganancia é também um estudioso da anatomia dos sistemas linfático e vascular e relata a importância de conhecer e saber os fundamentos científicos essenciais para a realização da drenagem linfática.

5.2 EFEITOS DA DRENAGEM LINFÁTICA MANUAL

Todos os efeitos da técnica de drenagem linfática manual estão ligados à filtração e à reabsorção da linfa pelos capilares linfáticos e sanguíneos, estando também relacionados diretamente aos sistemas circulatório, linfático, renal, digestivo, respiratório e endócrino. O corpo humano sofre alterações e modificações locais ou generalizadas que podem de forma direta e indireta repercutir em diferentes órgãos. A drenagem linfática manual é um forte mediador, facilitador e regulador desses sistemas, promovendo o aumento da pressão osmótica do líquido intersticial e permitindo o equilíbrio de pressões hidrostática, com eliminação de excesso de líquido e substâncias tóxicas.

5.2.1 EFEITO SOBRE OS SISTEMAS VASCULAR E LINFÁTICO

A drenagem linfática promove uma contração intrínseca das paredes dos vasos linfático e vascular, aumentando a velocidade de saída da linfa. Esta se encontra subcutânea e se movimenta lentamente em todo o corpo, podendo permanecer estagnada durante horas e dias. As manobras da drenagem permitem que esse retorno seja mais rápido, formando um ciclo nas paredes dos vasos, com possível evacuação dos líquidos em excesso, localizados nos compartimentos de cada membro ou órgão.

5.2.2 EFEITO SOBRE A FILTRAÇÃO E A REABSORÇÃO DAS PROTEÍNAS

A filtração das proteínas e das macromoléculas é permitida graças aos vasos linfáticos, que têm em suas membranas os linfângions, que são válvulas de contração que impulsionam e eliminam para fora do sistema, restabelecendo o equilíbrio entre as membranas. Essa capacidade de filtração geralmente ocorre sem necessidade de forças externas. Em algumas patologias podem ocorrer transtornos no segmento da via da linfa ou em um dos órgãos linfáticos, ocasionando o enfartamento dos linfonodos, impedindo assim o retorno da linfa.

A drenagem linfática manual tem a função de restabelecer o equilíbrio do meio intersticial, permitindo que o sistema encontre por si próprio meios que facilitam a eliminação das macromoléculas, exercendo suas funções no sistema linfático (RIBEIRO, 2004, p.12).

5.2.3 DOR

A estimulação cinestésica[1] e proprioceptiva[2] promovida pelos receptores táteis e térmicos durante a drenagem linfática no tecido conjuntivo envolve um grande número de fibras sensitivas, que influem de forma gradativa, diminuindo os impulsos dolorosos. A drenagem linfática manual tem como regra que suas manobras sejam leves, lentas e monótonas, produzindo uma menor sobrecarga nos vasos, o que consequentemente viabiliza a evacuação da linfa, que se encontra túrgida em determinados segmentos ou pontos do corpo. A dor gerada pelo processo inflamatório é neutralizada pelo tratamento com a drenagem linfática. (Ibidem).

5.2.4 EFEITO SOBRE A PELE

Ao analisar a anatomia da pele, constatamos ser esta o maior órgão do corpo humano, sendo sua função proteger e controlar a temperatura corpórea.

A drenagem linfática, quando trabalhada de forma harmoniosa - velocidade, ritmo, pressão, direção e profundidade - alcança em

---

[1] Cinestesia: percepção do movimento, peso, resistência, posição.
[2] Propriocepção: apreciação da posição de equilíbrio e de suas modificações pelo sistema muscular, especialmente durante o movimento.

várias camadas da pele, proporcionando uma efetiva mudança fisiológica e metabólica do tecido. As camadas mobilizadas são a epiderme e a derme, nas quais encontramos um tecido rico em células de queratina,[3] substância rica em albuminóides, que são responsáveis pelo revestimento das células epidérmicas. Nessas camadas, as manobras de drenagem linfática têm o intuito de promover a desobstrução dos linfonodos, seguida de bombeamentos e mobilização dos tecidos adjacentes; consequentemente o próprio tecido elabora meios para diminuir a probabilidade de aderências, fibroses, quelóides, seroses e nódulos adipócitos.

5.2.5 EFEITO SOBRE A PRESSÃO ARTERIAL

Segundo Guyton (1992), o controle da pressão arterial é feito no sistema nervoso autonômico, que é subdividido em simpático e parassimpático.

SIMPÁTICO: é constituído por fibras nervosas simpáticas vasomotoras que saem da medula espinhal por todos os nervos espinhais e torácicos e os dois primeiros lombares.

PARASSIMPÁTICO: o único efeito circulatório no organismo realizado pelo sistema é o controle da frequência cardíaca por meio de fibras parassimpáticas levadas até ao coração pelos nervos vagos[4].

Além desses dois sistemas temos o sistema renal, que ajuda no controle da pressão arterial por meio da diurese de pressão, que ocasiona um aumento pronunciado do débito urinário, que reduz a pressão arterial média.

O sistema rim - líquidos corporais para o controle da pressão arterial ocorre quando o corpo contém líquido extracelular em demasia; a pressão arterial se eleva, promovendo efeito direto sobre os rins, que excretam o excesso de líquido extracelular, fazendo com que a pressão arterial volte ao normal.

Neste caso, a drenagem linfática manual é mais um componente de ajuda na aceleração da drenagem do líquido extracelular da periferia, conduzindo-o de forma ascendente para os principais troncos linfáticos, inclusive o rim, que através das vias linfáticas consegue eliminar grandes quantidades de proteínas e líquido excedente. Indivíduos com linfedema decorrente de alguma patologia, após serem submetidos à drenagem linfática, passam a excretar maior quantidade de líquidos; observa-se que em um primeiro momento a pressão arterial do indivíduo aumenta, por haver secreção da aldosterona, que estimula o aumento da angiostensina II, aumento dos íons de sódio no líquido extracelular e diminuição dos íons de sódio no líquido extracelular, que posteriormente promove uma queda na pressão arterial (GUYTON; HALL 1992, p.180-182).

A diurese promovida pela drenagem linfática ao longo de um tratamento pode ser um dos mediadores e controladores da pressão arterial, representando uma via alternativa de tratamento que, a longo prazo, produz com efetividade a eliminação de água e sal, consequentemente perde-se mais líquido, o que é denominado princípio do ganho infinito pelo mecanismo rim - líquidos corporais.

5.2.6 SISTEMA DIGESTIVO

A drenagem linfática manual no abdome permite contração e relaxamento da musculatura do intestino e faz com que os movimentos peristálticos sejam efetuados de forma mais rápida e em um período menor de tempo.

A musculatura da mucosa intestinal apresenta pregas curtas e longas, que são denominadas vilosidades, determinando uma contração progressiva dessas pregas para novas áreas da mucosa. As fibras individuais desses músculos também se estendem para o interior dessas pregas intestinais, ocasionando uma contração intermitente. As pregas da mucosa aumentam a área de superfície exposta ao quimo[5], elevando assim a velocidade de absorção. As contrações das vilosidades[6] realizam os movimentos de contração-relaxamento-contração, promovendo uma contração sobre as vilosidades, de modo que a linfa é expelida pelos quilíferos (lácteos) centrais em direção ao sistema linfático (Ibidem).

---

[3] Queratina: são células mortas, contendo alto teor de enxofre, encontradas nos tecidos córneos, calosos, pelos pele, unhas e penas (BLAKISTON, 1978, p.882).
[4] Nervo vago: décimo nervo craniano. Nasce diretamente no tronco cerebral e segue para a periferia através de abertura da caixa craniana.
[5] Quimo: conteúdo líquido e viscoso do estômago, constituído de alimentos que sofreram digestão gástrica.
[6] Vilosidades: projeções pequenas e alongadas da superfície de uma mucosa ou de outra membrana.

Lembramos a importância da respiração para que o intestino trabalhe normalmente, ou seja, que haja eliminação do bolo fecal diariamente ou sistematicamente de um dia para o outro. O reflexo de defecação pode ser iniciado com uma inspiração profunda para acelerar o movimento do diafragma para baixo e contrair os músculos abdominais, que elevam a pressão no abdome, forçando o conteúdo fecal para o reto.

A drenagem linfática manual pode ser usada em indivíduos que se queixam de constipação intestinal, pois as manobras, interligadas aos movimentos respiratórios, promovem a estimulação da contração da mucosa do mesentério[7], melhorando a velocidade de absorção e eliminação das toxinas encontradas no bolo fecal (Ibidem).

5.3 INDICAÇÃO E CONTRA-INDICAÇÃO DA DRENAGEM LINFÁTICA

São poucos os estudos científicos que podem estabelecer estatisticamente quais as indicações e contra-indicações para o uso da drenagem linfática. É necessário que especialistas de áreas afins comecem a estudar e a mapear quais as respostas fisiológicas, metabólicas e terapêuticas do corpo humano, para que assim tenhamos respostas fidedignas com relação à teoria e à prática para diversas patologias.

Os estudos dirigidos e citados até o momento de análise fisiológica e metabólica do corpo humano das principais indicações estudadas são: tratamento no pré e no pós-cirúrgico de cirurgias plásticas e reparadoras; acne; mastectomia; gravidez; varizes e microvarizes; linfedema; lipodistrofia ginóide; obesidade; traumatismo localizado; estresse, rejuvenescimento facial; edema de pálpebras; retenção hídrica; rinite; sinusite. Pacientes hipertensos que não tenham diagnóstico de insuficiência cardíaca e renal grave podem ser beneficiados com a drenagem linfática quando realizada por um período prolongado de tempo.

Quando analisamos as contra-indicações, devemos buscar meios que identifiquem quais as situações que podem ser consideradas absolutas. Essa análise deve ser feita primeiramente pelos médicos, seguida de exames e experimentos laboratoriais. As contra-indicações estudadas atualmente são: tumores; hipotensão arterial crônica; insuficiência cardíaca, renal e valvular; flebites; hipertireoidismo; febre; afecções cutâneas; processos infecciosos; apendicite; tuberculose; cardiopatias severas; trombose venosa profunda e tromboembolia pulmonar aguda.

5.4 MÉTODOS UTILIZADOS

Vamos fazer uma síntese de dois métodos: Leduc e Ganancia, propondo ao leitor o passo a passo e o melhor momento para execução das manobras expostas. Os métodos utilizados em grande parte, foram adaptados, para um melhor desenvolvimento da técnica em consultório.

5.4.1 MÉTODO LEDUC

Leduc preconiza que a drenagem seja realizada nos trajetos dos coletores linfáticos, determinando apenas três tipos de manobras: bombeamento, captação e evacuação. As manobras são realizadas de forma lenta e com um número indefinido de repetições dependendo da patologia, da resposta individual de cada paciente e evolução no decorrer das sessões. Tomando o cuidado de ativar os receptores específicos por meio do toque, pode ser realizada apenas em um membro, ou em todo o corpo.

As três manobras são:

a) Bombeamento dos linfonodos: o bombeamento geralmente é feito nos sítios dos linfonodos, de distal para proximal, deixando o contato da região hipotênar e soltando na região tênar.

b) Evacuação ou chamada: essa manobra é utilizada antes do edema, tem como objetivo aumentar a contratibilidade dos linfângions. As manobras são feitas da região tênar para a região hipotênar, com o máximo de flexão do punho e finalizando em extensão no sentido dos vasos linfáticos. É também realizada delimitando o membro em proximal, medial e distal.

---

[7] Mesentério: dobra do peritônio que liga o intestino à parede posterior do abdome

c) Captação ou reabsorção: delimita-se apenas à região do edema, os movimentos devem ser feitos de distal para proximal e podem ser feitos como os polegares, dependendo do objetivo e de onde está sendo realizada a manobra. Os movimentos devem ser monótonos e com mínima pressão.

Essas três manobras devem ser realizadas principalmente nas fases aguda e subaguda da lesão, ou seja, após o segundo dia da cirurgia plástica ou reparadora, ou em outros processos inflamatórios agudos, tais como: linfedema, pós-mastectomia parcial ou total, queimados. Deve ser observado que neste período o tecido lesado contém grande quantidade de exudato e se encontra muito túrgido. O intuito neste período é eliminar o líquido de forma que o tecido não seja movimentado. Caso ocorra qualquer mobilização do tecido em circunstâncias contrárias à cicatrização, isso pode desencadear outro processo inflamatório, evoluindo com alterações histopatológicas do tecido, fazendo com que a cicatrização ocorra em um período maior de tempo.

5.4.2 MÉTODO GANANCIA

Alain Ganancia é um estudioso da anatomia dos sistemas linfático e vascular. Em vários momentos de sua obra relata a importância de se conhecer os fundamentos científicos essenciais para a realização da drenagem linfática, devendo esta ser executada com atenção e concentração para que ocorra uma resposta favorável para todo o sistema (GANANCIA,1979, p.33).

Segundo Winter (1985), Ganancia em sua genialidade, trouxe uma massagem que fora conduzida como um balé, por mãos muitíssimo hábeis, utilizando movimentos de suprema elegância – o corpo parecia flutuar no espaço.

É uma técnica de drenagem linfática com movimentos superficiais, lentos e precisos, intervindo também com manobras nos planos cutâneo e subcutâneo do tecido conjuntivo. As manobras são efetuadas de proximal para distal no segmento do membro, respeitando a direção da circulação linfática, e têm como principal objetivo que não haja mobilização da cicatriz na fase aguda. Evoluindo com algumas mobilizações e trações de fáscia e aponeurose na fase subaguda e crônica, na qual ocorreu de forma parcial a cicatrização dos vasos, dos capilares e dos tecidos, prevenindo a formação de aderências, retrações, fibrose, seroses e alterações sensitivas do indivíduo.

A técnica em questão é constituída por vários movimentos; abordaremos os mais utilizados.

a) bombeamento inguinal, axilar, poplíteo;

b) bombeamento infraclavicular, supraclavicular, esternal, cervical, occipital, parótida, pré-auricular, pós-auricular, mentoniano e submandibular: realizados, movimentos feitos na região tênar para a hipotenar;

c) drenagem: movimentos de leve pressão realizados na face interna/ medial/ externa do membro;

d) amassamento interno/medial e externo do tecido: movimento em forma de S subindo todo o trajeto do membro;

e) petrissagem: movimento de deslizamento com as polpas dos dedos somente nas laterais em forma de M deitado;

f) compressão com vibração: movimento realizado com as mãos acopladas em forma de esfirra realizando uma leve compressão;

g) amassamento digital em forma de S no sentido transversal dos vasos linfáticos;

h) bracelete: movimentos iniciados de distal para proximal – o terapeuta faz o S, desliza, perde o S, e depois o encontra levando toda a linfa;

i) tração do membro ou da fáscia: pequena tração com o objetivo de percepção articular e cinestésica.

CAPÍTULO 6

PROCEDIMENTOS BÁSICOS PARA INTERVENÇÃO DA DRENAGEM LINFÁTICA MANUAL

6.1 AMBIENTE E MATERIAL DE TRABALHO

Todas as literaturas relatam que o ambiente para a realização da drenagem linfática deve ser calmo, simples, confortável e, se possível, com fundo musical baixo e suave. A iluminação deve ser discreta, as conversas devem ser apenas as necessárias, perguntas e explicações devem ser realizadas antes ou após o tratamento. Mas dificilmente isso acontece. Tente manter-se em sintonia com seu paciente; muitas vezes devemos calar e respeitar o silêncio, ou apenas escutar naquele dia.

Nada é fechado para o terapeuta, ele deve ficar sempre atento, devendo obstinar-se estar concentrado e transpor para suas mãos as principais manobras que devem ser executadas. Ele também deve ter, desde a primeira sessão, a avaliação fisioterápica e uma ficha de evolução do tratamento, que poderá ser fonte segura para as mudanças no tratamento proposto inicialmente.

A sala de tratamento deverá estar arejada, e a temperatura, entre 18 e 22º C, realizando-se adaptações conforme as alterações climáticas; deve-se evitar vasoconstrição e contração muscular involuntária. Se necessário, o corpo do paciente deve ser coberto com toalha ou lençol. Reserve um local para o paciente despir-se, bem como acomodar suas roupas e pertences. Roupão, chinelos e toucas devem ser oferecidos. Alguns aparatos, tais como rolos, travesseiros e almofadas, devem estar guardados e ser de fácil acesso. A maca deve ser revestida de material lavável, sólido e resistente para evitar quedas e momentos de insegurança para o paciente e o terapeuta. Para isso, a estrutura deve ser larga e firme; o espaço do ambiente deve permitir que o terapeuta possa passar de um lado para o outro, mantendo a maca afastada da parede e na altura dos quadris do profissional.

6.2 CARACTERÍSTICAS DO PROFISSIONAL

O profissional deve proporcionar um momento único para cada paciente. O primeiro requisito para realizar a drenagem linfática é ter um cuidado especial com as mãos, estas devem ser ágeis, limpas, não portar adereços, as unhas devem ser curtas. No inicio de cada sessão o terapeuta deve higienizar as mãos e repetir esse procedimento ao final da terapia.

Outro cuidado essencial são os odores do ambiente e do terapeuta. Evite cheiros muito fortes, pois isso pode incomodar o paciente. O jaleco usado deve estar impecavelmente limpo e bem passado. Os cabelos devem ser presos.

6.3 ÉTICA NO MERCADO DE TRABALHO

A cada dia mais e mais deparamos com a palavra ética[1]. Nos dias atuais, escutamos, filosofamos, mas a realidade é que poucos vivenciam e trazem internamente este bem. Lembremos que a postura ética tanto pode construir como destruir a reputação de uma pessoa ou de uma empresa. Por isso, sua imagem está em jogo para que possa transpor e crescer dentro da sociedade que você elegeu para viver.

É fundamental para a empresa ou entidade física estar sempre transparente, contribuindo para o desenvolvimento comunitário, praticando a cidadania e a responsabilidade social.

A ética na saúde tem duas missões básicas que envolvem o compromisso com o cliente e o compromisso técnico de responsabilidade de sua profissão. Cabe ao profissional mediante suas condutas ter responsabilidade, respeito, dignidade, sociabilidade, capacitação e habilidade para estar neste campo de trabalho.

Como conduta geral, o profissional deve procurar dar sempre a dignidade ao seu cliente, esclarecendo, respeitando, exercendo sua atividade com zelo, moral e decoro[2], cuidando de cada vida humana e fazendo com que seu trabalho em equipe seja de cooperação, com atitudes que atendam a comunidade em geral.

---

[1] Ética: 1. estudo dos juízos de apreciação referentes à conduta humana, do ponto de vista do bem e do mal; 2. conjunto de normas e princípios que norteiam a boa conduta do ser humano (FERREIRA, 2001).

[2] Decoro: decência.

CAPÍTULO 7

PASSO A PASSO DA DRENAGEM LINFÁTICA MANUAL NO PRÉ E NO PÓS-CIRÚRGICO

A drenagem linfática manual está sendo divulgada em todo o mundo. Mas é necessário explicar que ela não é indicada apenas para o pré e pós-cirúrgico, e que seus benefícios envolvem inúmeras disfunções dos sistemas metabólico e circulatório.

O emprego da drenagem linfática manual no pré-cirúrgico influi nos seguintes efeitos: aumento dos fluxos linfático e vascular, melhora do metabolismo e da circulação dos nutrientes, aumento das fibras de colágeno e elastina, desobstrução das principais vias linfáticas, que estarão sobrecarregadas após o ato cirúrgico.

A probabilidade de intercorrências em pacientes que receberam a drenagem linfática antes de serem submetidos à cirurgia é muito menor, pois existem registros de que o tecido intersticial se encontra em um equilíbrio hidrolipídico, promovendo uma melhora importante na elasticidade da pele (MAUAD, 2000, p. 71-78).

As manobras utilizadas no pré-cirúrgico são as mesmas do pós-cirúrgico, sendo que antes do ato cirurgico não há preocupação com o tecido em cicatrização, e sim com a estimulação das fibras de colágeno e elastina.

7.1 PÓS-OPERATÓRIO DE FACE IMEDIATO

Antes de iniciar a drenagem linfática facial, o terapeuta deve ter a preocupação com alguns detalhes referentes ao ambiente de trabalho, que foram anteriormente citados, quanto à postura adotada para estabelecer o primeiro contato com o paciente.

Inicialmente, é solicitado ao paciente que fique deitado em decúbito dorsal, com a parte superior do tronco e da cabeça mais elevadas (± 45º), para que a ação da gravidade exerça sua força para baixo e a linfa encontre seu caminho com mais facilidade e naturalidade. O terapeuta deve usar luvas caso ainda exista dreno e sangramento. A máscara deve ser usada e trocada em todas as atividades que façam parte do tratamento.

A drenagem linfática manual facial ou corporal deve ter como regra a lentidão e a monotonia dos movimentos, as mãos do terapeuta devem flutuar sobre os segmentos a serem tratados. As técnicas aplicadas não exigem a utilização de cremes, mas isso fica a critério e particularidade de cada terapeuta e também de orientação médica. É importante que logo após a cirurgia evite-se qualquer movimento da cicatriz.

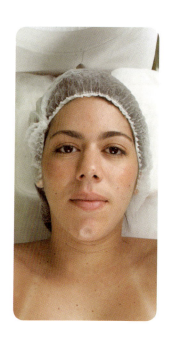

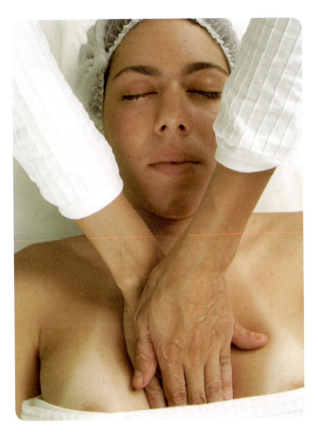
Bombeamento nos linfonodos esternal

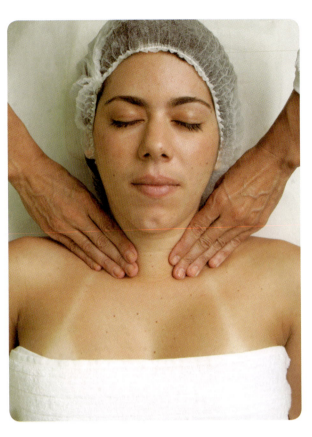
Bombeamento nos linfonodos supra e infra claviculares

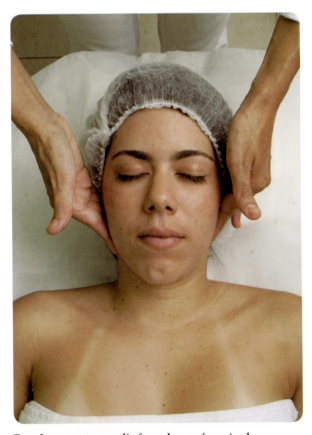
Bombeamento nos linfonodos pré-auriculares

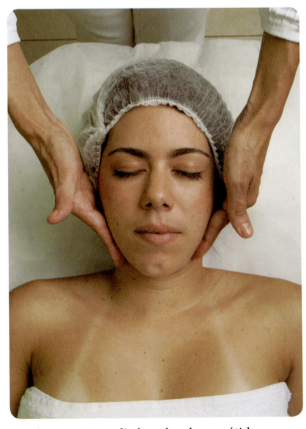
Bombeamento nos linfonodos das parótidas

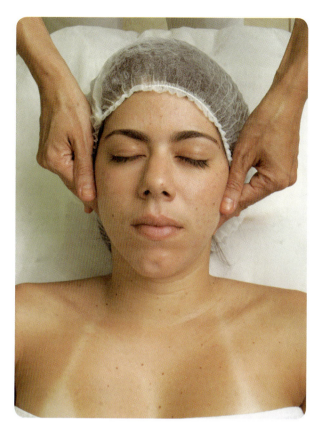 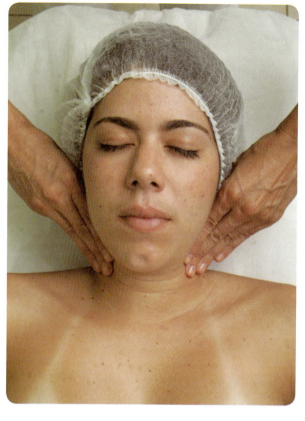

Bombeamento nos linfonodos occipitais   Bombeamento nos linfonodos pós-auriculares

Manobras de evacuação (cinco vezes) no pescoço de proximal para distal para a região supra e infraclavicular (região sem edema). Caso o pescoço esteja edemaciado, iniciar com manobras de reabsorção (número indefinido de vezes).

Manobras de evacuação:

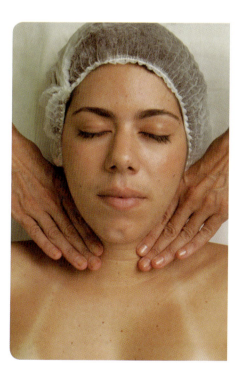 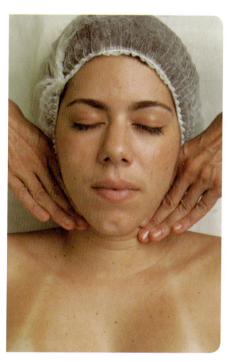

Manobras de reabsorção:

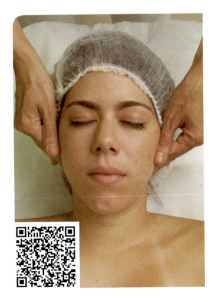
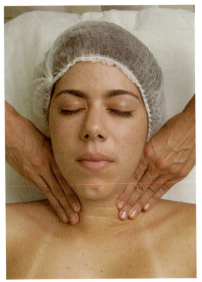
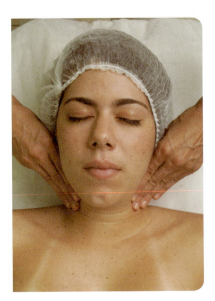

Manobras de reabsorção (número indefinido de vezes) na região proximal da mandíbula até os linfonodos mentonianos e submandibulares, retornando em direção aos linfonodos pré-auriculares, da parótida e pós-auriculares (três vezes):

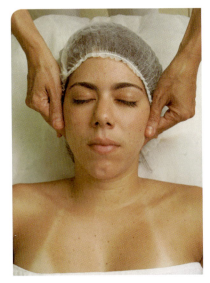
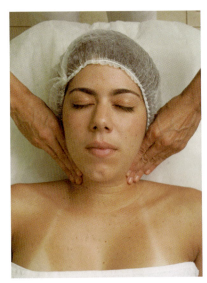
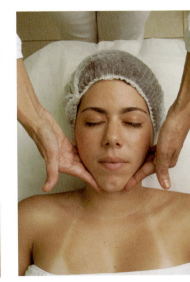
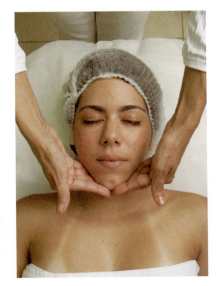

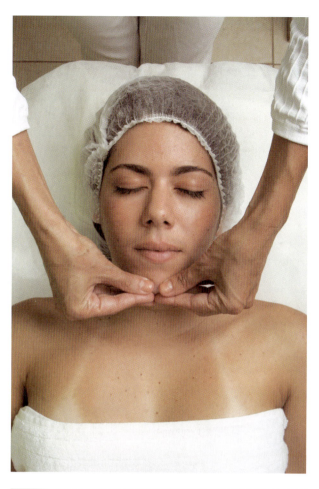
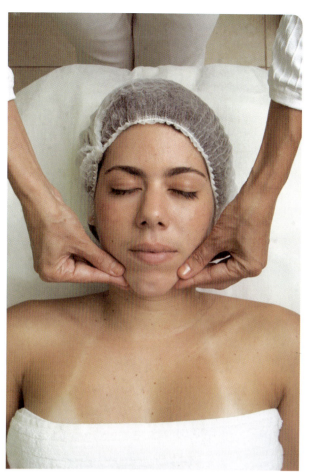
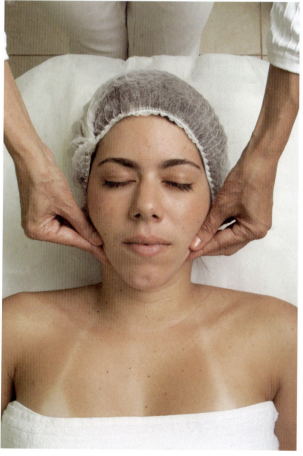
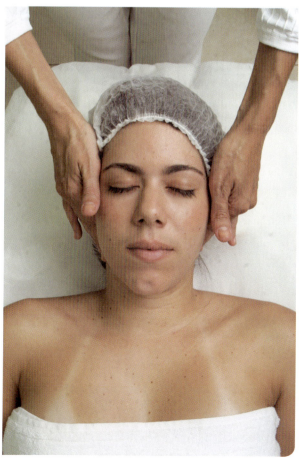

73

Manobras de reabsorção (número indefinido de vezes) iniciada nos linfonodos da parótida e pré-auriculares em direção ao suco labial e ao lábio superior:

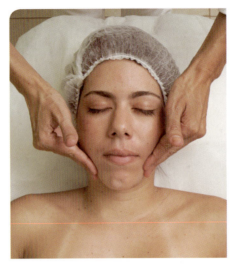 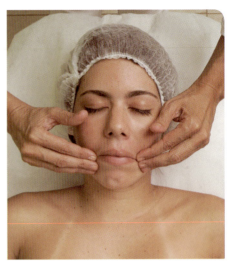

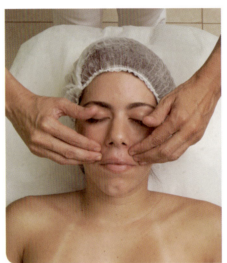 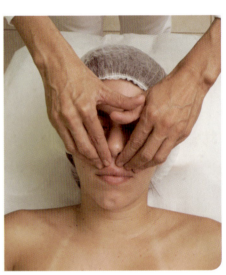

Manobras de reabsorção sobre a região do osso zigomático (número indefinido de vezes):

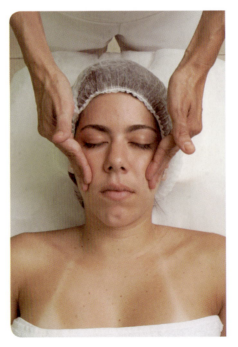 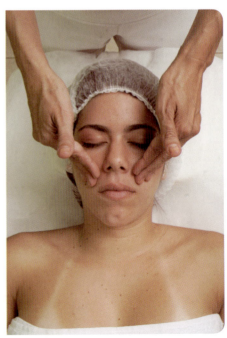

Manobras de evacuação na região do osso zigomático:

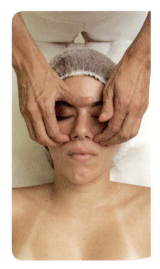 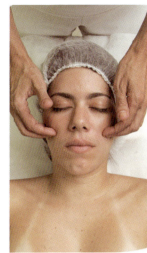 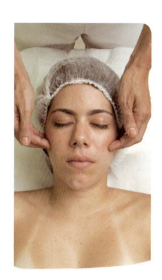

Manobras de reabsorção sobre o nariz (número indefinido de vezes), retornando sobre a maçã do rosto com manobras de evacuação (cinco vezes). Em situações que envolvam a cirurgia do nariz (rinoplastia), iniciar com as manobras de proximal para distal em face, deixando a área afetado para o final da drenagem:

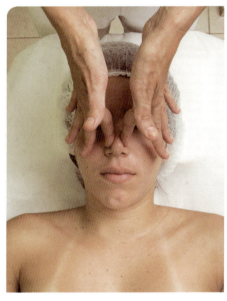 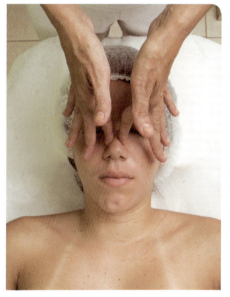

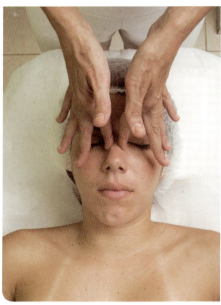 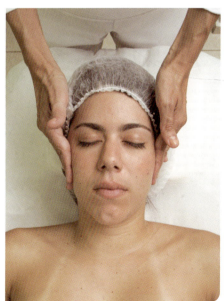

Manobras de reabsorção, partindo dos linfonodos pré-auriculares, seguindo para o ângulo interno dos olhos bilateralmente:

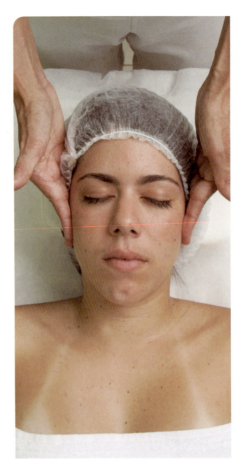
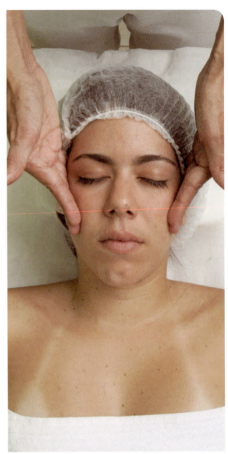
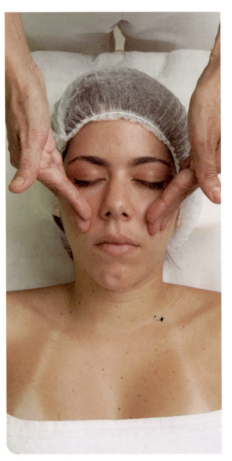
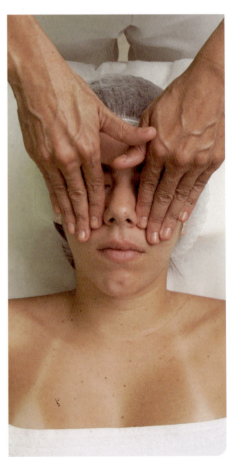

Manobras de reabsorção em pálpebra inferior, seguido de manobras de reabsorção em direção aos linfonodos pré-auriculares:

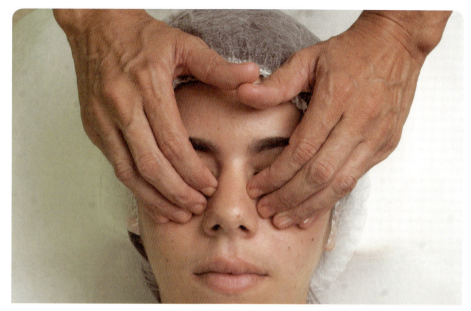

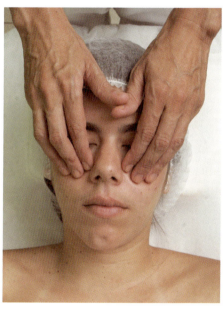
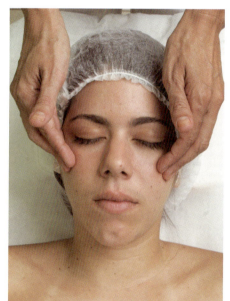

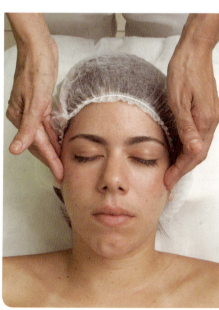
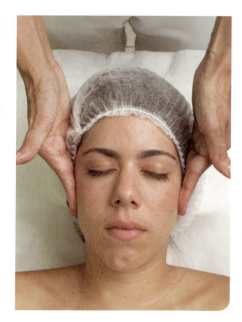

Movimentos oscilatórios no ângulo interno dos olhos, seguidos de movimentos de reabsorção sobre a pálpebra superior:

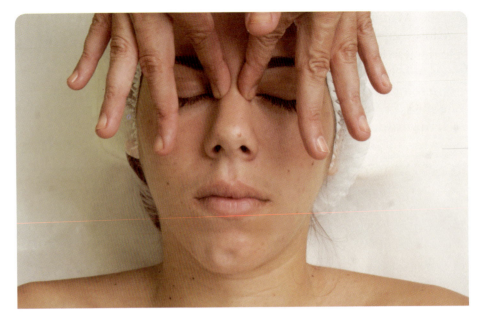

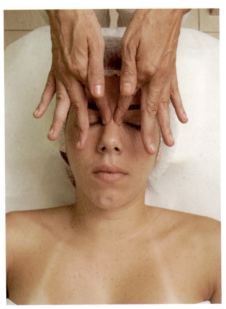
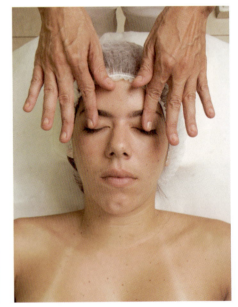

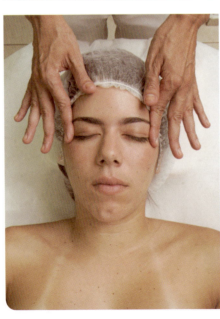
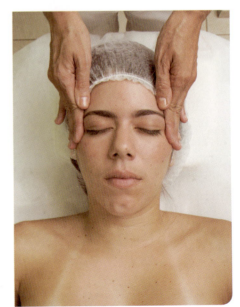

Manobras de reabsorção no trajeto do osso temporal seguindo em direção à fronte (número indefinido de vezes) e retornando com movimentos de evacuação (cinco vezes):

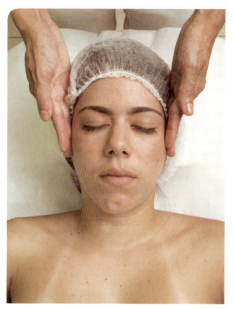 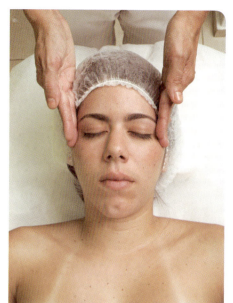

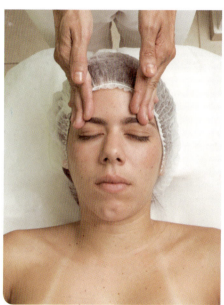 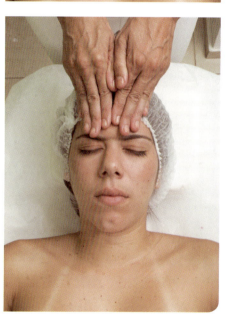

Manobras de reabsorção iniciando pelos linfonodos supra e infraclaviculares em direção a articulação temporo-mandibular ápice do pescoço retornando para a região supra e infraclavicular:

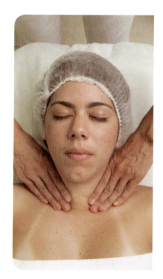 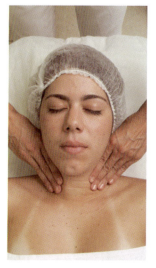 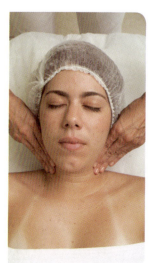

Fechamento com movimentos lentos de reabsorção em toda a face:

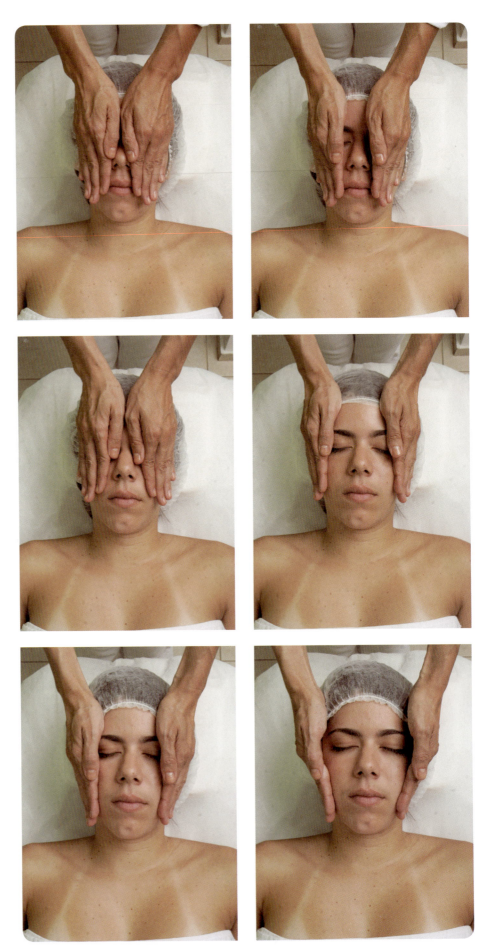

7.1.2 FASE SUBAGUDA E CRÔNICA

Os movimentos de bombeamento e tração leve do tecido epidérmico podem ser inseridos em toda face e pescoço em direção aos principais sítios dos linfonodos. Cuidando para que estes movimentos sejam realizados distalmente e que a cicatriz não sofra nenhuma tração.

Movimentos de bombeamento e leve deslizamento sobre o sulco labial em direção aos linfonodos paratídeos, pré e pós auriculares:

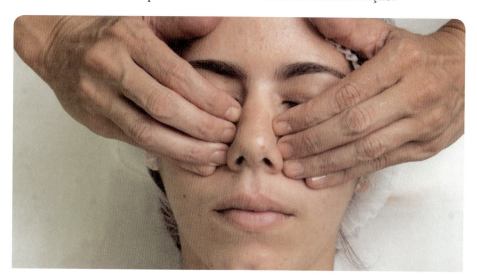

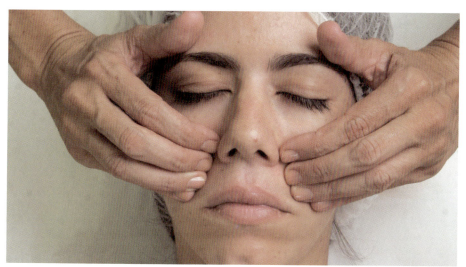

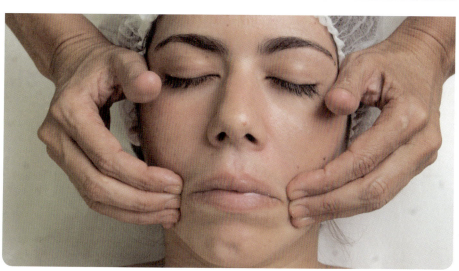

81

Movimentos de bombeamento e deslizamento nas fissuras laterais nasais, músculo masseter em direção aos linfonodos pré auriculares:

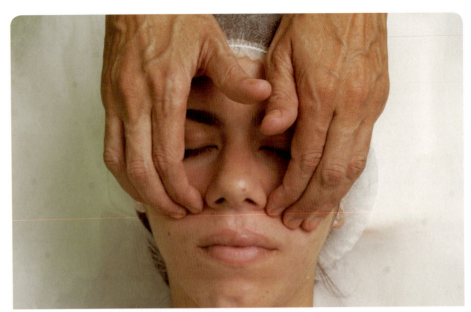

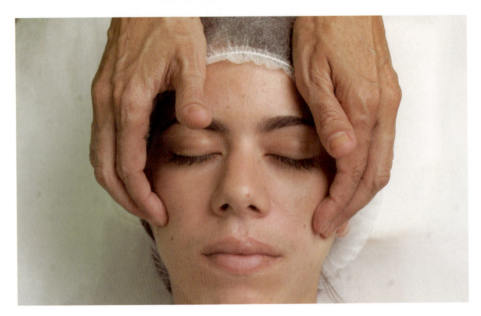

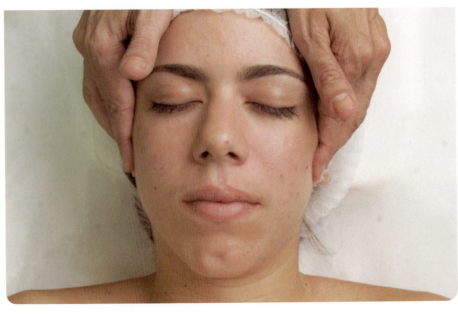

Movimentos oscilatórios no ângulo interno dos olhos, seguidos de deslizamento e tração leve sobre a pálpebra em direção aos linfonodos pré-auriculares:

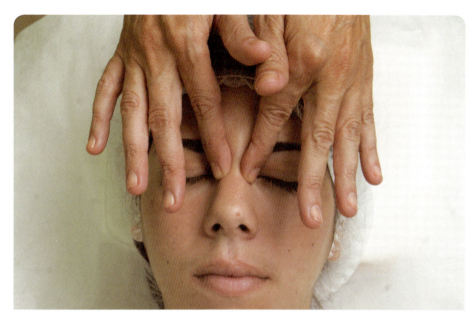

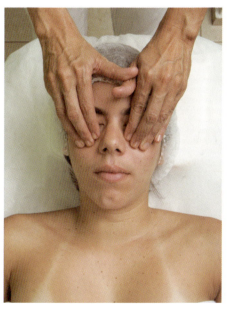
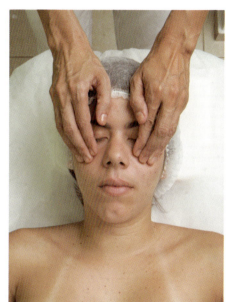
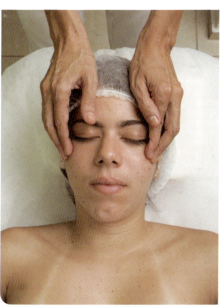
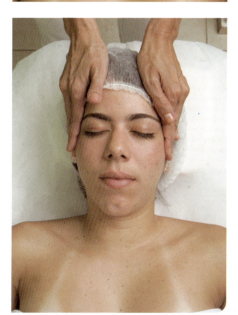

Movimentos de bombeamento e deslizamento sobre as sobrancelhas:

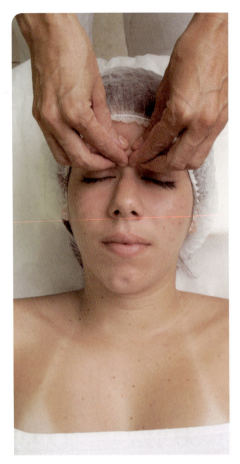
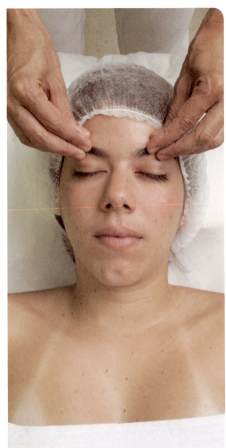
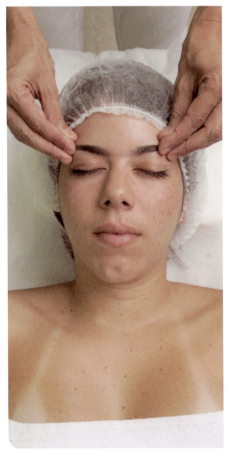
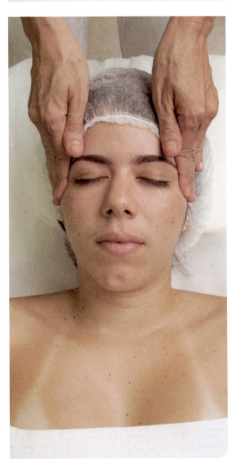

Movimentos de deslizamento e leve tração na fronte: Obs.: Em cirurgia de pálpebra, este movimento deverá ser realizado após o 15º dia.

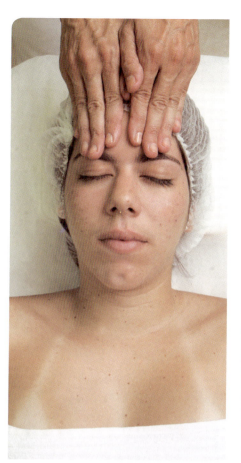
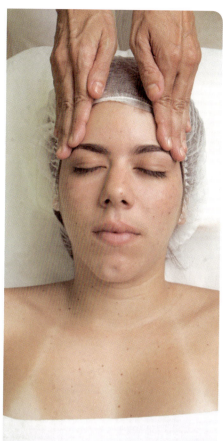
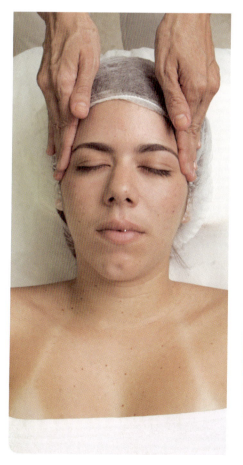
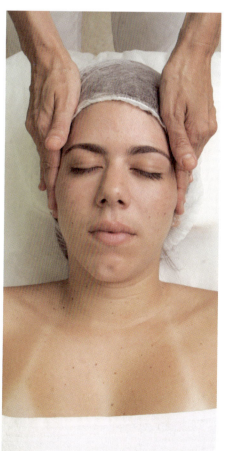

Finalizando a drenagem linfática, o terapeuta deve ter como procedimento primordial realizar uma avaliação para verificar o grau de amplitude de movimento e força muscular dos músculos. Pondera-se que em vários momentos do tratamento o terapeuta possa interagir com exercícios de fortalecimento, alongamento e manobras miofasciais[1].

1 Manobras miofasciais : são manobras de alongamento que envolvem a fáscia profunda, com estiramento das paredes musculares.

Manobras Miofaciais do músculo esternocleidomastóideo:

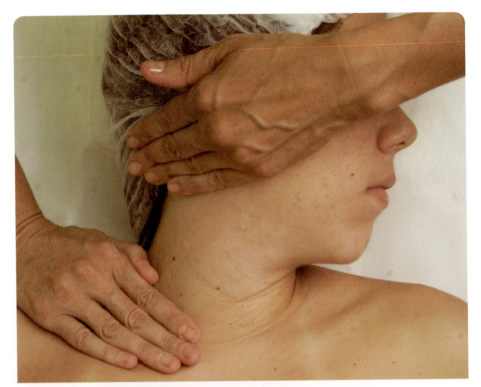

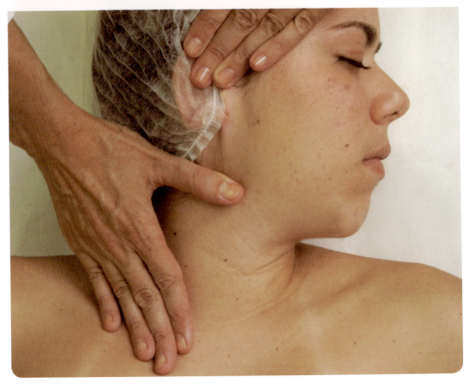

7.2 DRENAGEM LINFÁTICA CORPORAL

Não existem ainda critérios fechados para a realização da drenagem linfática corporal. Conforme análise do posicionamento do corpo do paciente, da ação da gravidade e do funcionamento do sistema linfático, sugere-se que os membros inferiores estejam levemente elevados e que os linfonodos poplíteos não estejam comprimidos. Os membros superiores devem estar ao longo do corpo, e dependo do objetivo, elevados para melhor execução da drenagem.

7.2.1 MEMBROS INFERIORES: VISTA ANTERIOR

Manobras de bombeamento (dez vezes) nos principais linfonodos do membro: avaliar a localização das regiões com edema ou linfedema, se este se encontra em todo o membro ou apenas localizado. As manobras de evacuação devem ser realizadas (cinco vezes) nas regiões em que não existe edema, em sequência realizar manobras de reabsorção (número indefinido de vezes) nas regiões com edema.

A partir do 15º dia manter as manobras de Leduc, e conforme a reabsorção do edema, associar com as manobras de Ganancia.

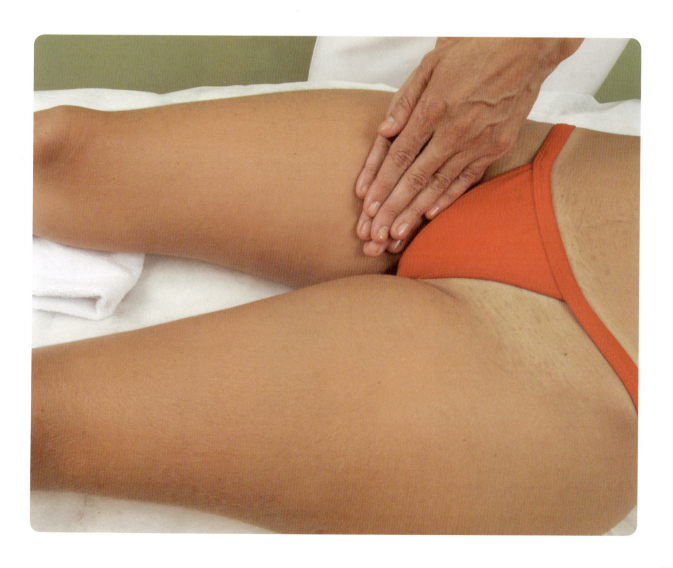

Evacuação:

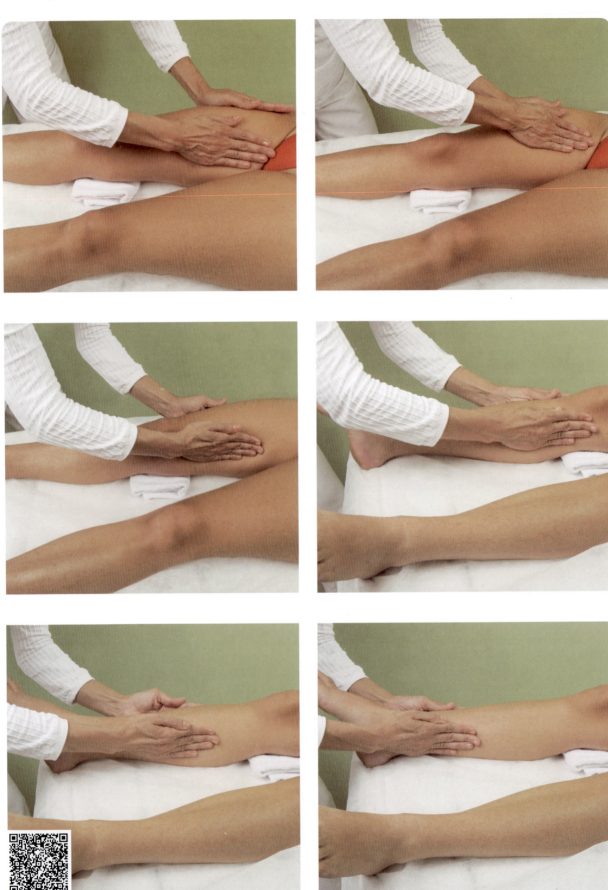

Reabsorção:

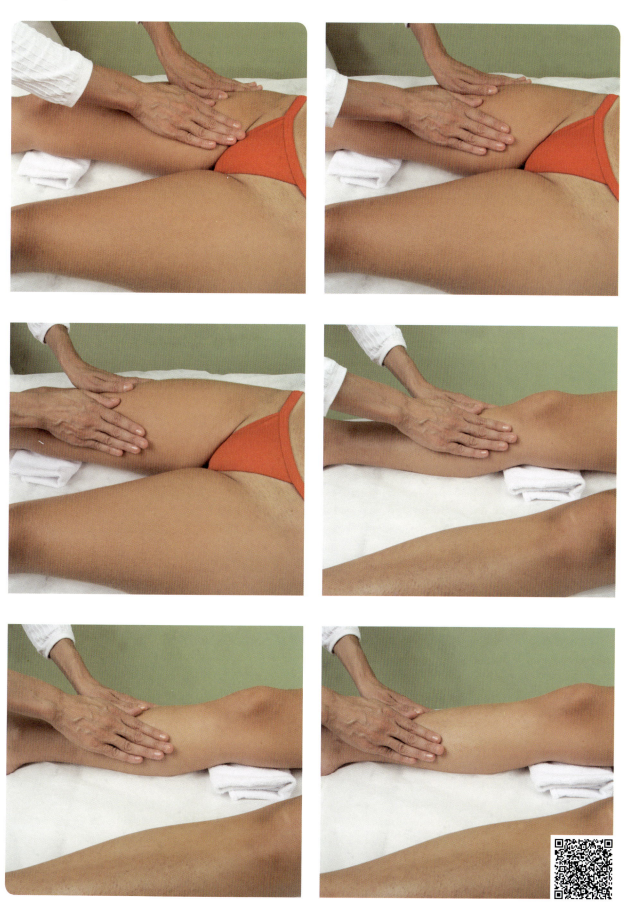

Movimento de bracelete com leve bombeamento e deslizamento:

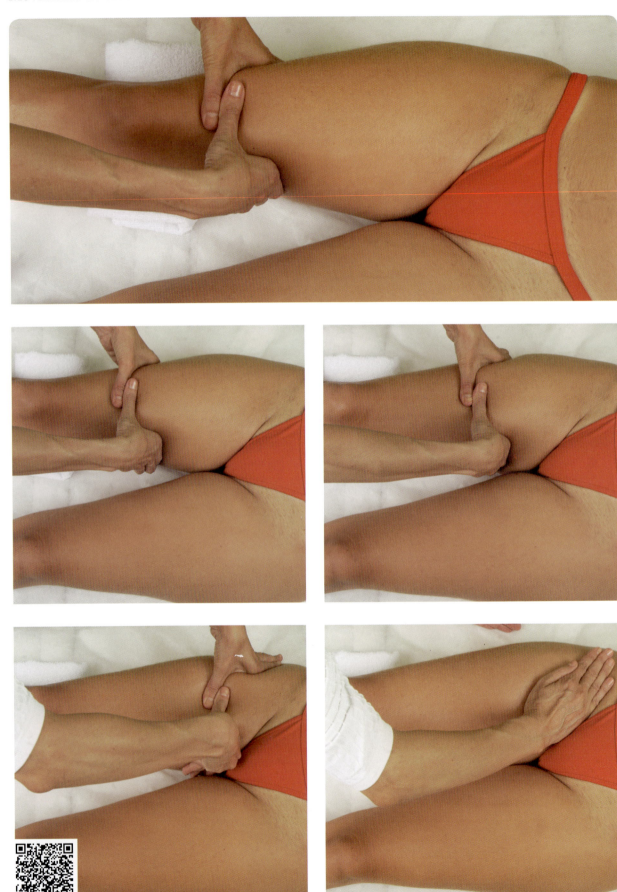

Manobras de amassamento transverso:

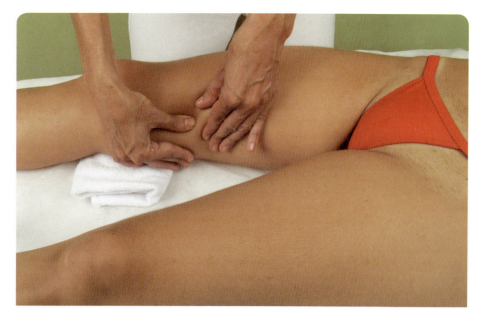

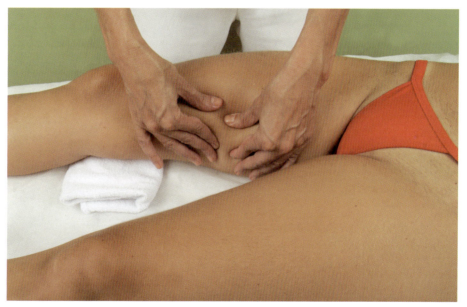

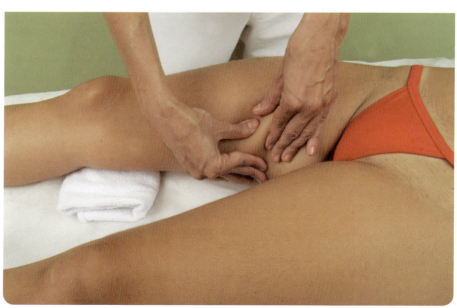

Petrissagem (M):

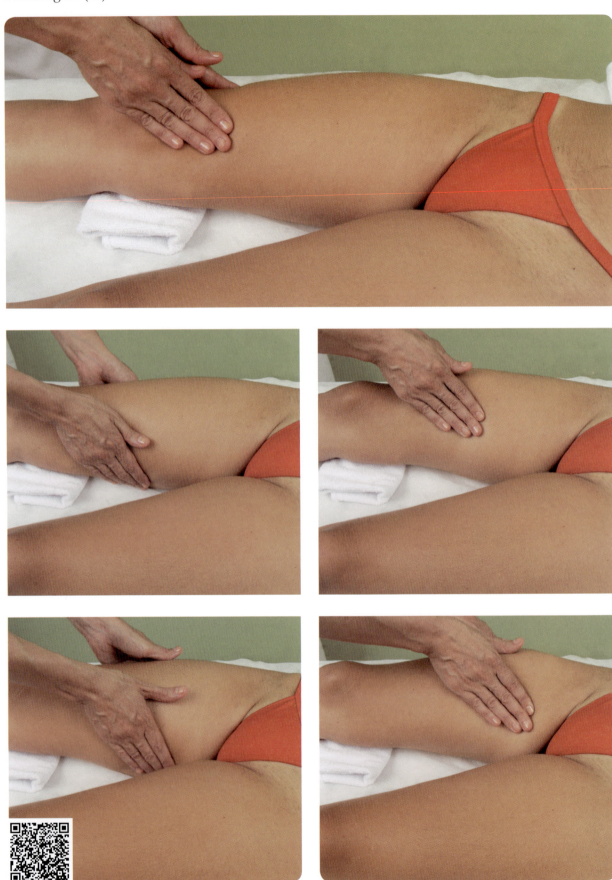

Compressão com ou sem vibração (esfirra):

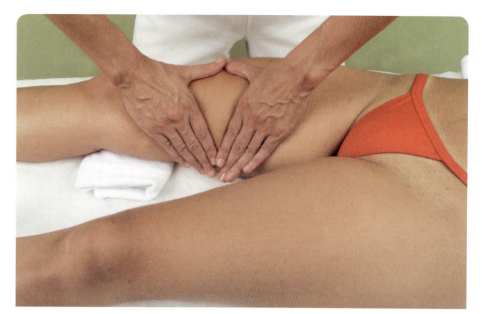

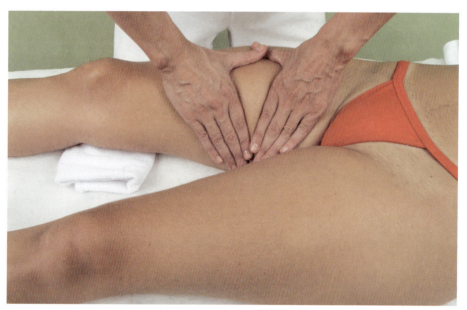

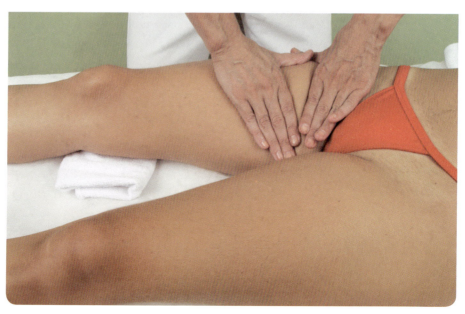

Amassamento digital (S deitado):

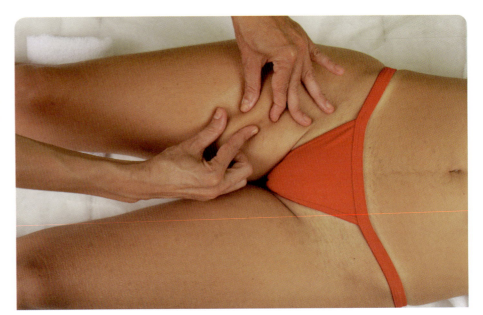
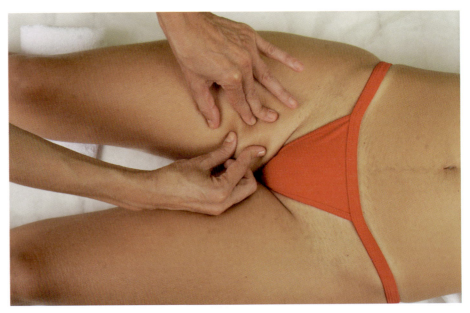
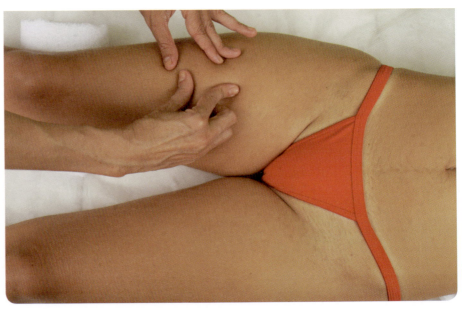

JOELHOS

Bombeamento dos linfonodos poplíteos (dez vezes):

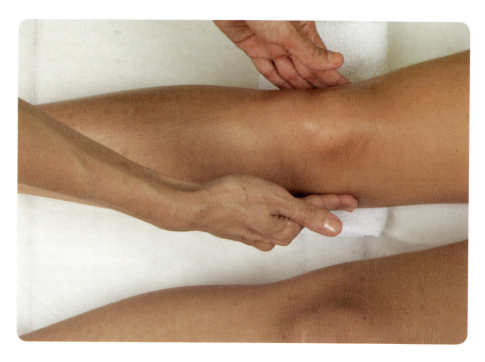

Manobras de reabsorção acima e abaixo da patela:

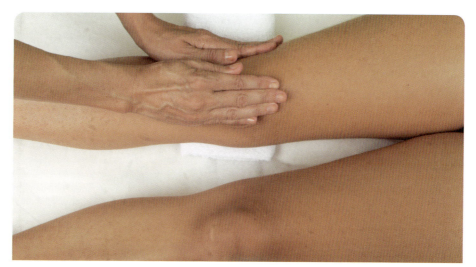

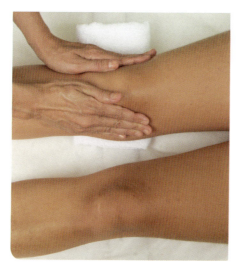
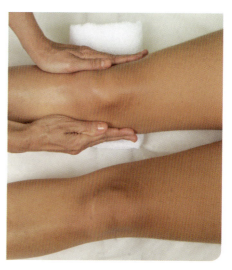

95

Mobilização da patela (inferior, superior, lateral, direita e esquerda):

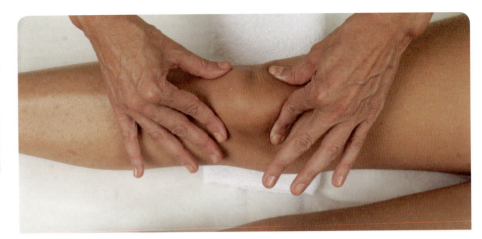

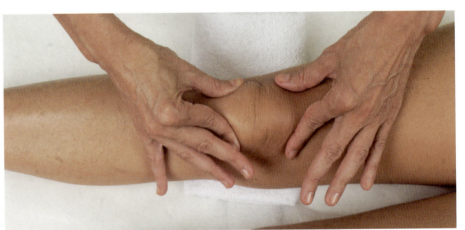

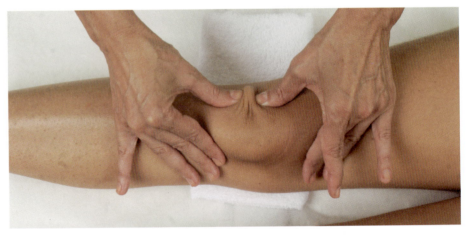

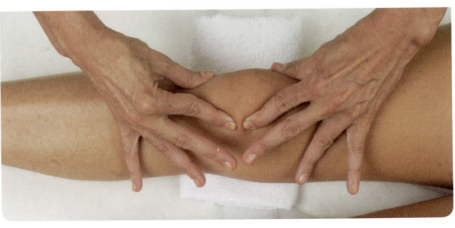

Movimento de rolamento:

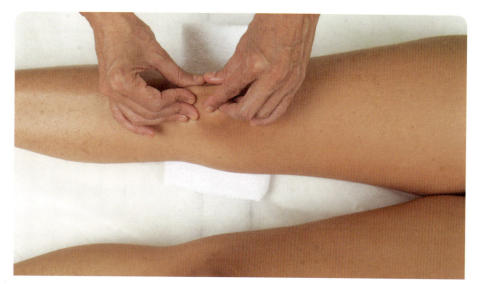

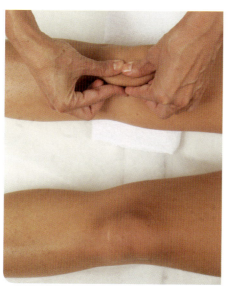
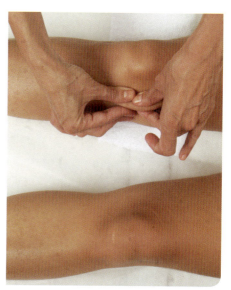

Tração leve e descompressão articular:

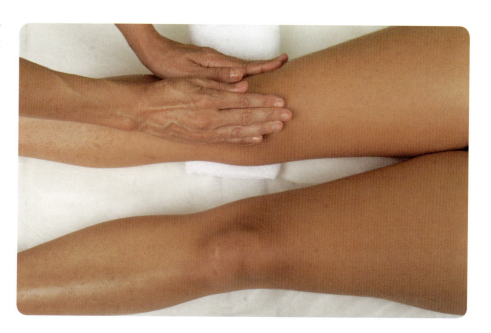

97

PERNA

Movimentos de petrissagem com as duas mãos juntas (M):

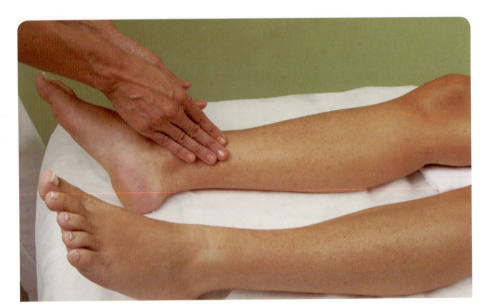

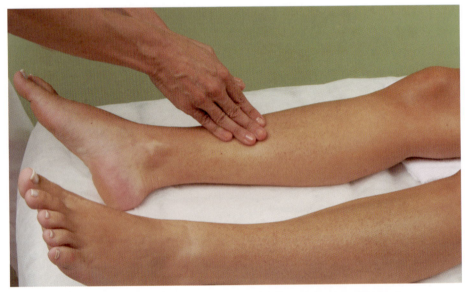

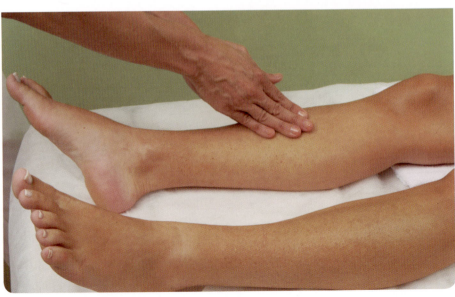

Amassamento transverso (S):

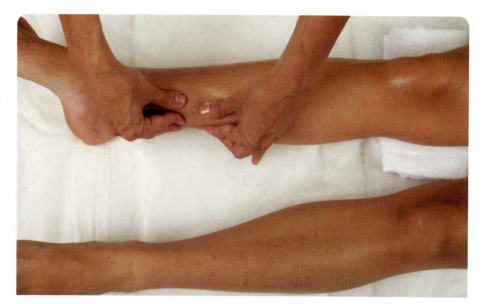

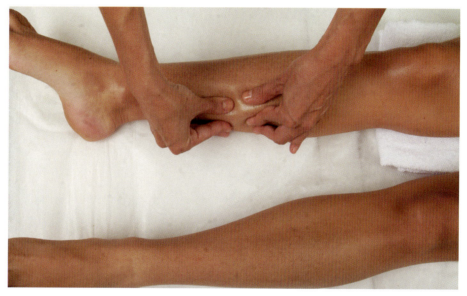

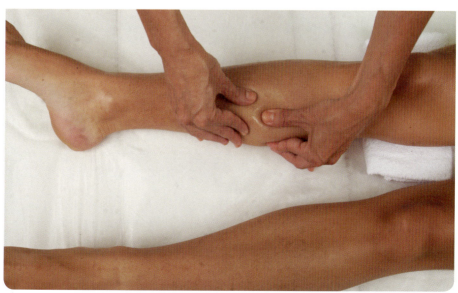

Deslizamento ao redor dos tornozelos (anzol):

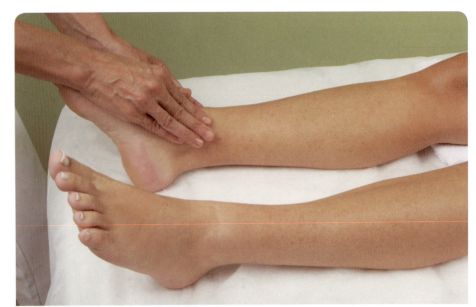

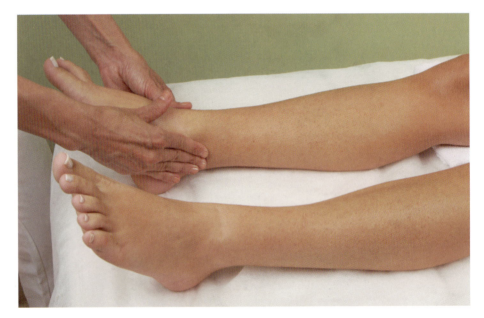

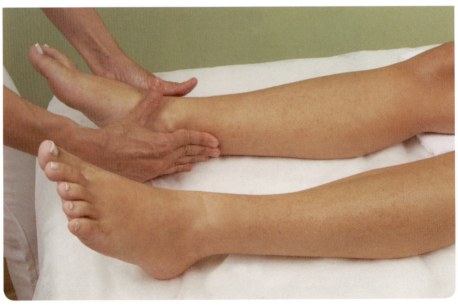

Bracelete em todo o segmento do membro:

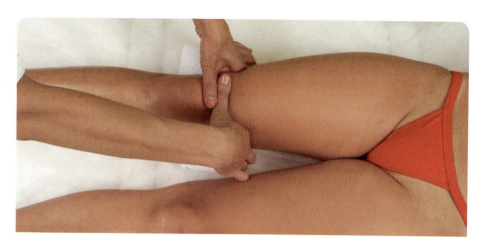

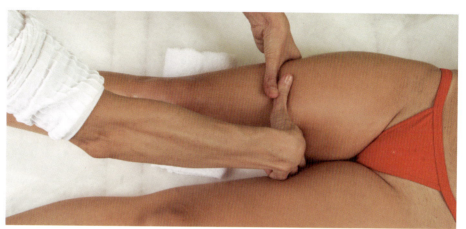

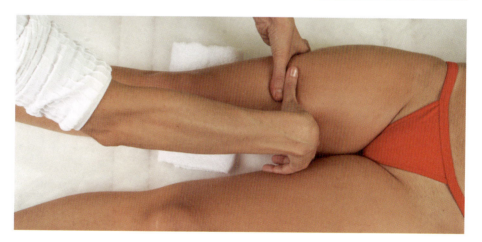

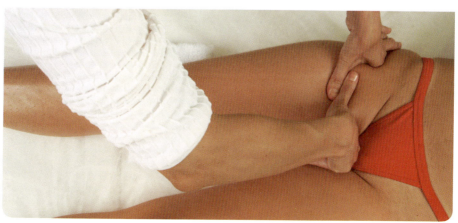

PÉS

Manobra de reabsorção:

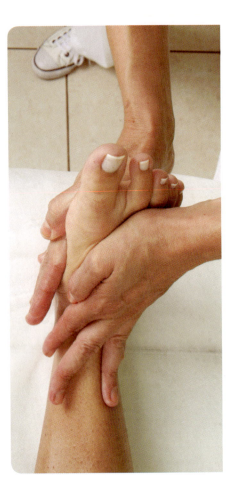
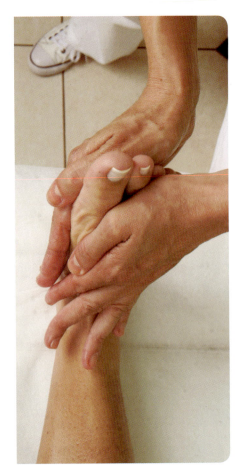

Manobras de reabsorção da região dorsal do pé e tendões flexores:

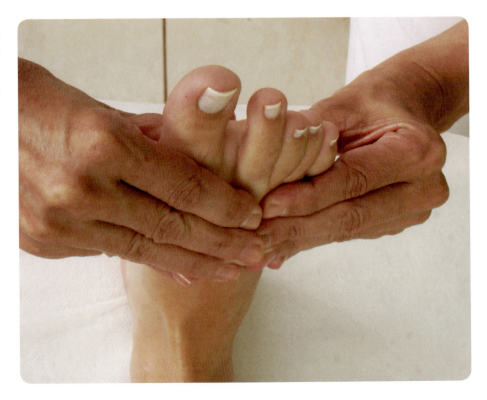

Amassamento e fricção nas cabeças dos metatarsos (plantar):

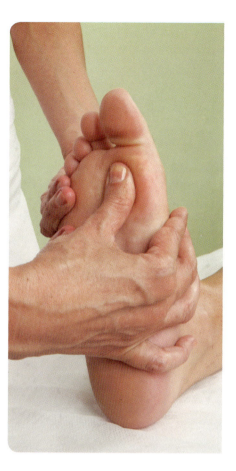
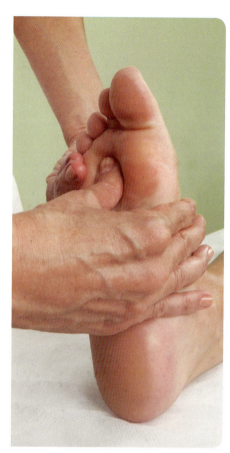

Deslizamento sobre a fáscia plantar:

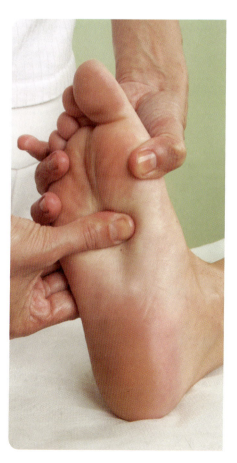
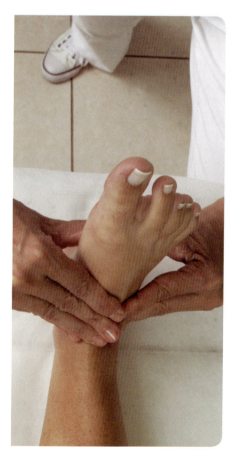

Reabsorção entre os dedos (laterais):

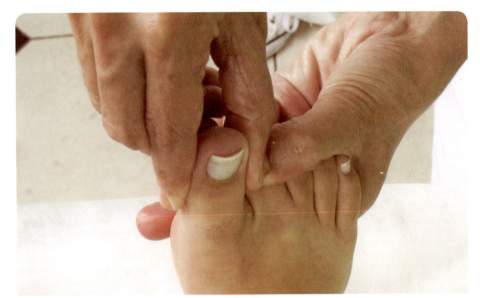

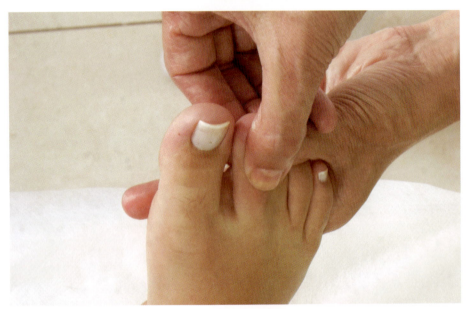

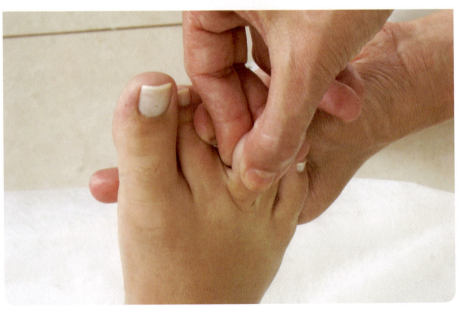

Fricção na planta
do pé:

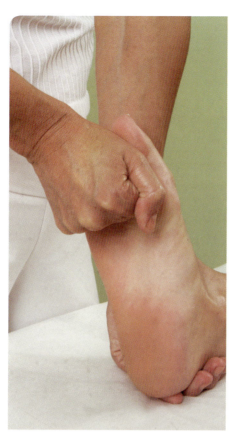
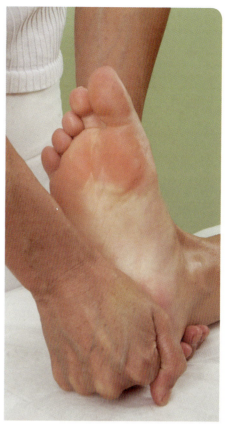
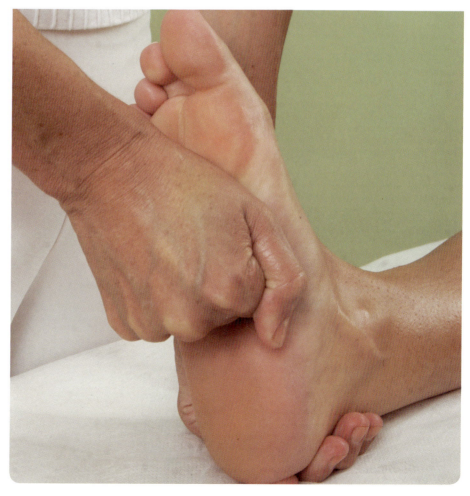

Deslizamento transverso na base do pé (polegar):

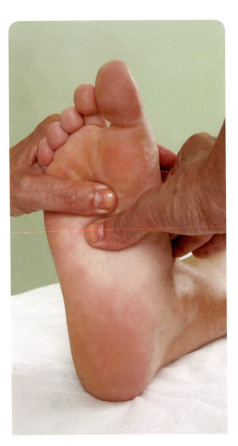
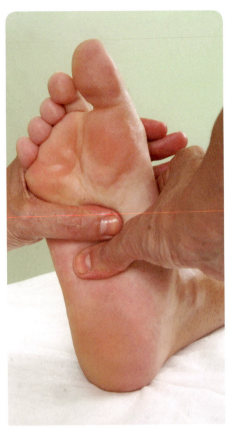
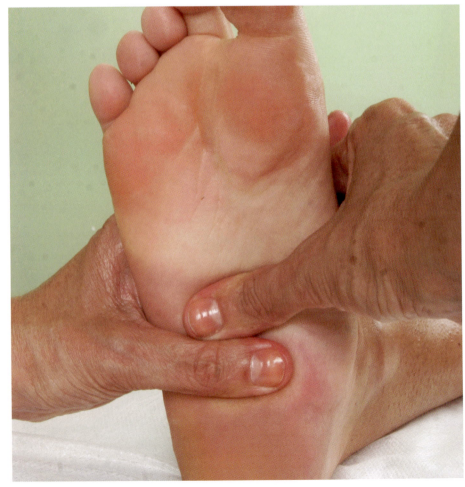

7.2.2 MEMBROS SUPERIORES E MAMAS

Em alguns casos podemos encontrar linfedema ou edema localizado no membro superior. Existem várias possibilidades para a existência de um edema secundário, que podem ser uma causa preexistente de um transtorno no sistema linfático e vascular. Entre elas podemos citar pacientes acometidos por filariose, traumatismo, radioterapia, pós-operatório imediato de cirurgia plástica da mama, mastectomia, grandes queimados. Os passos que devem ser seguidos devem ser analisados com estudo da localização dos principais linfonodos e suas vias de evacuação, que estão localizadas no quadrante superior do tronco na maioria das patologias.

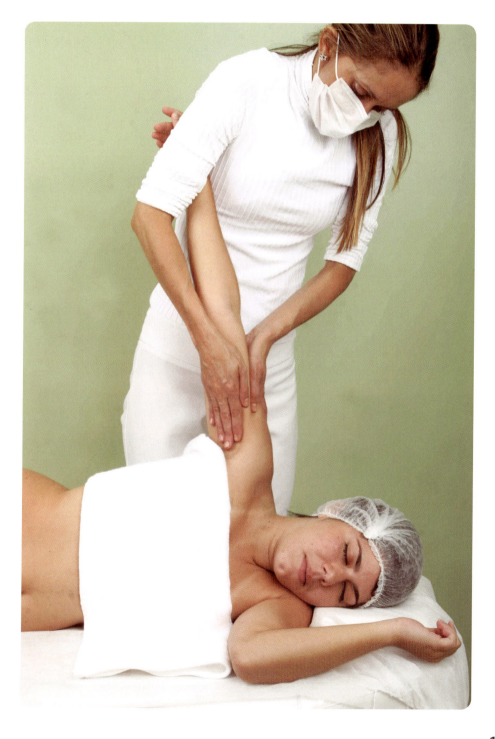

Bombeamento das principais vias que se encontram ativas: supra e infraclavicular, axilar, supra-epitroclear:

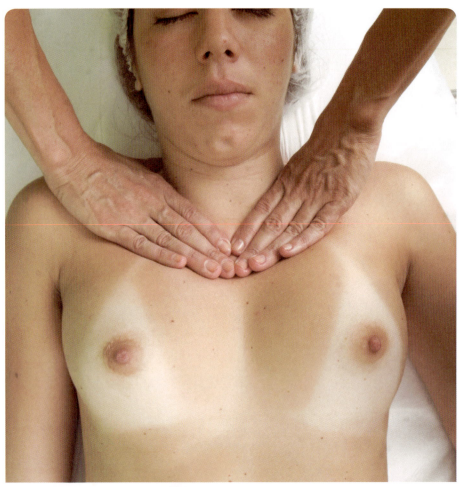

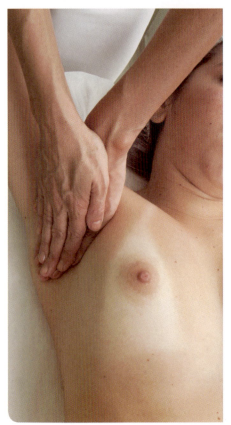

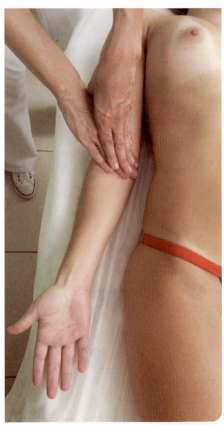

Movimentos de evacuação na região posterior do tórax:

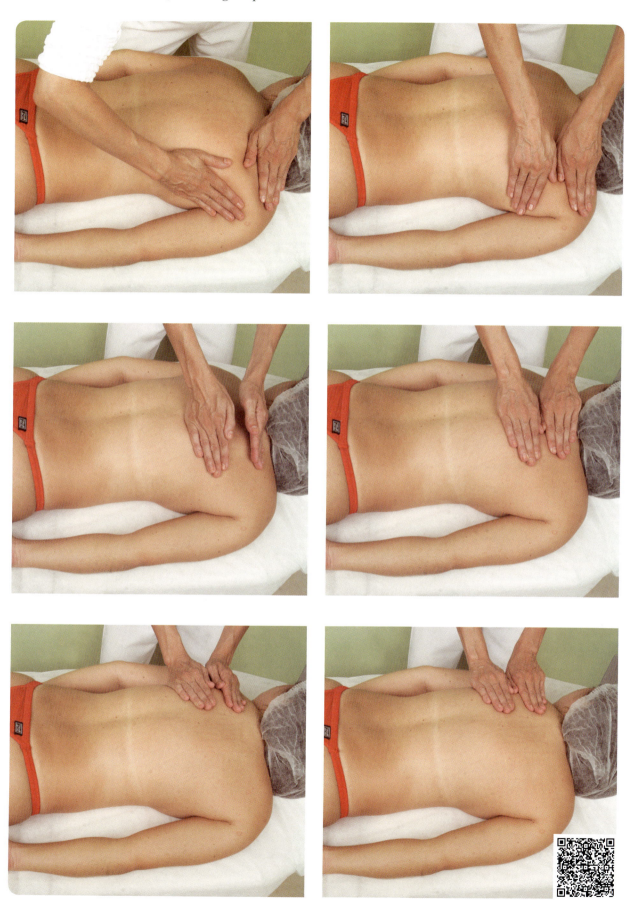

Movimentos de reabsorção na região anterior do tórax:

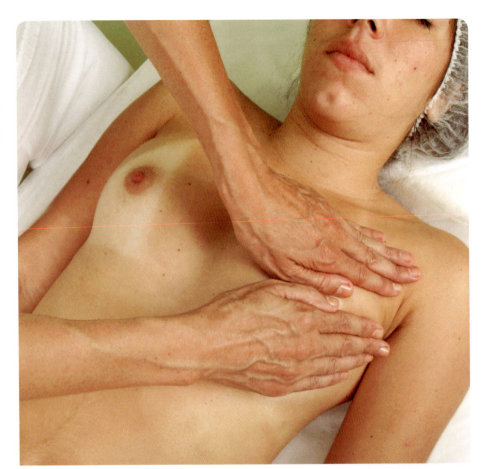

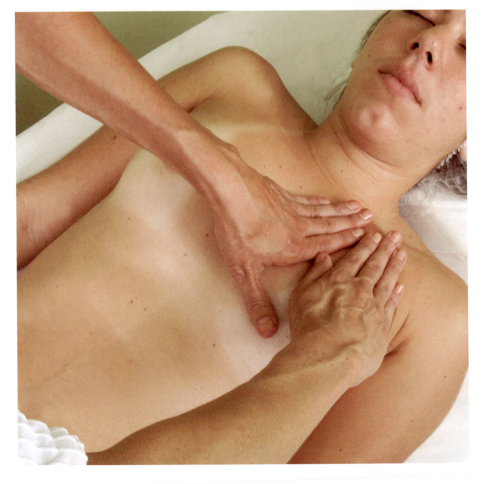

Manobras de reabsorção com o membro superior abduzido a 90º e elevado, posicionando o paciente em decúbito lateral:

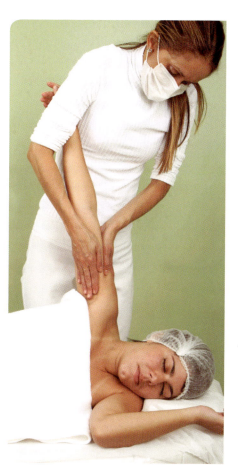
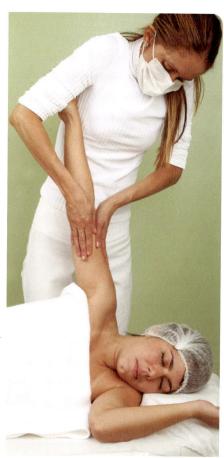
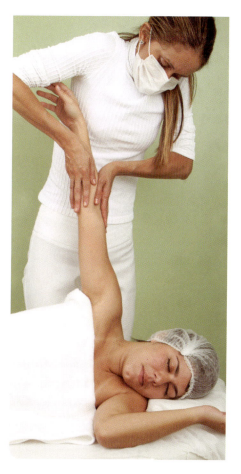
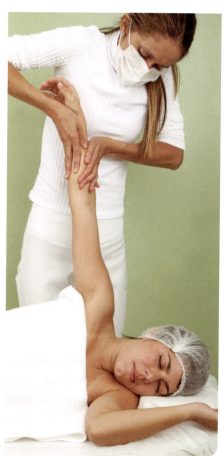

Na finalização de cada movimento de reabsorção deve-se retornar com movimentos de evacuação à raiz do membro.

Como sugerido anteriormente, o número de reabsorção é ilimitado, até que se note que o edema foi reabsorvido.

Na mama, deve-se acrescentar em uma fase posterior os seguintes movimentos:

Drenagem da região interna da mama com bombeamento esternal (imobilização da cicatriz):

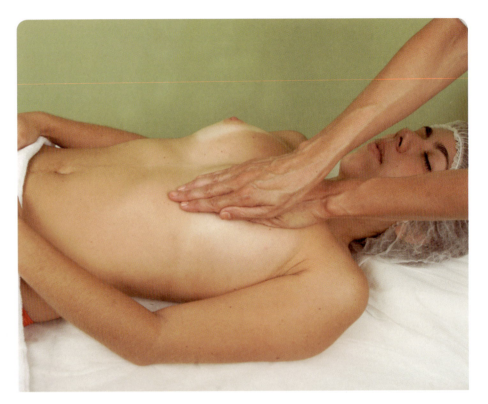

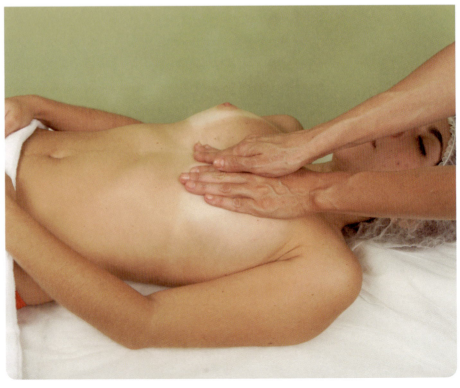

Drenagem da mama com bombeamento axilar (imobilização da cicatriz):

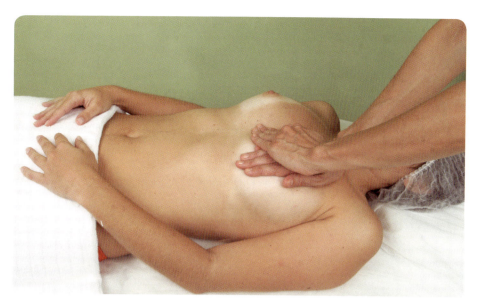

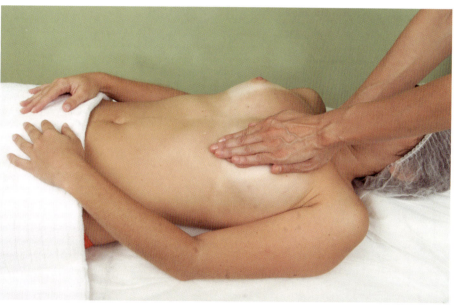

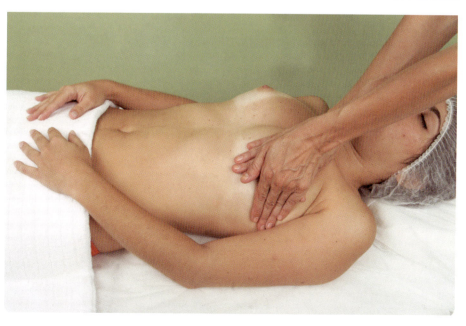

Drenagem da região superior da mama com bombeamento supra clavicular:

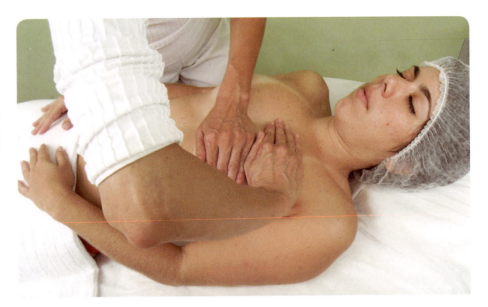

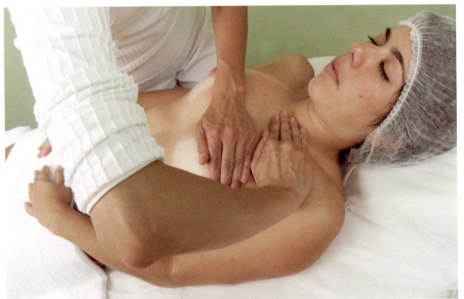

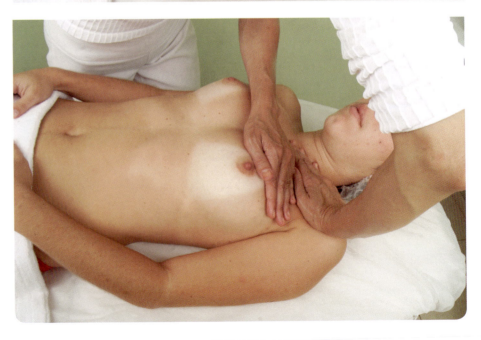

Amassamento na região inframamária:

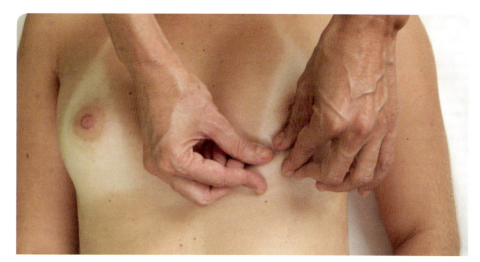

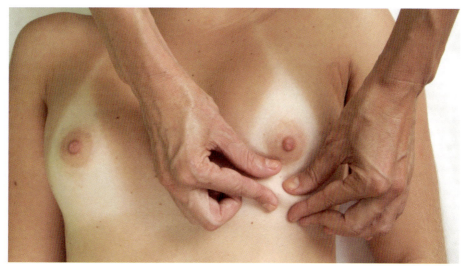

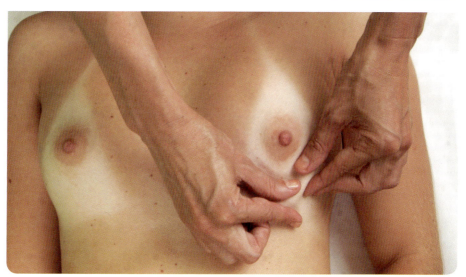

É contra-indicado à paciente que realizou cirurgia plástica com prótese de mama os decúbitos lateral e ventral. Geralmente esse posicionamento é indicado pelo médico no período de vinte a trinta dias conforme a evolução da paciente.

7.2.3 ABDOME

A drenagem linfática manual pode ser indicada em abdominoplastia total ou parcial e em lipoaspiração. Nesta região devemos primeiramente delimitar os principais pontos de evacuação da linfa. Leduc divide o abdome em duas metades: acima e abaixo do umbigo. Acima do umbigo a linfa terá seu escoamento para os linfonodos da região deltopeitoral, e abaixo do umbigo, para os linfonodos da região inguinal. Dividindo essa porção superior e inferior em proximal (1) medial (2) e distal (3). Acima do umbigo a drenagem deve ter como ponto de partida a região abaixo dos mamilos, região intercostal, seguindo pelo abdome superior e pela cintura. Abaixo do umbigo temos a região pubiana, o abdome inferior e a porção lateral do quadril envolvendo os músculos oblíquo interno e externo. Os movimentos devem ser realizados em sequência, e o movimento de evacuação, nos locais em que não existe edema e reabsorção (número indefinido de vezes) nos segmentos que estão edemaciados.

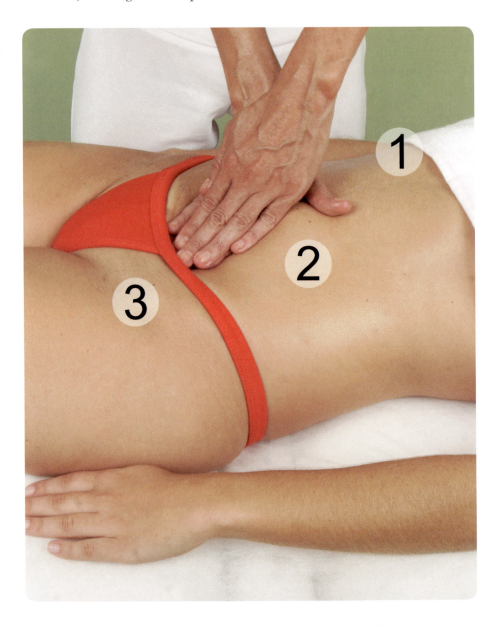

Reabsorção:

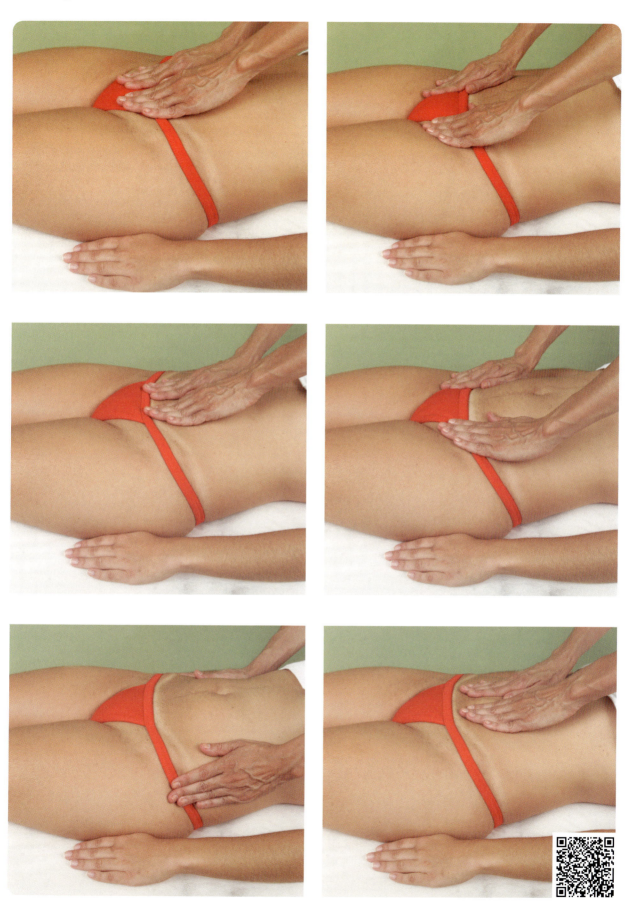

Evacuação:

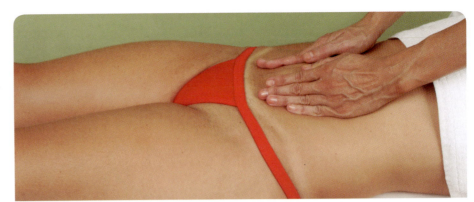

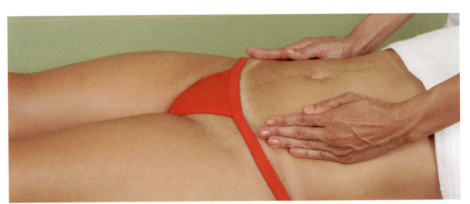

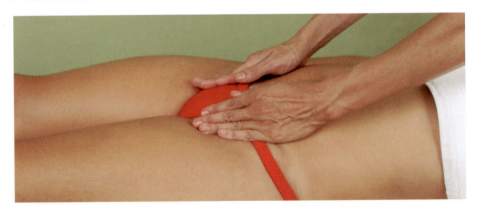

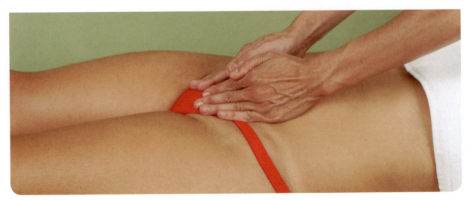

Após o período agudo e subagudo do processo de cicatrização podemos entrar com outras manobras no abdome: Esta área é composta por vários órgãos linfáticos e hematopoiéticos. Nesta região temos o objetivo de proporcionar a desobstrução e uma melhor funcionalidade destes órgãos, com rarefação da linfa quando transportada e eliminada.

Bombeamento nos principais troncos linfáticos:

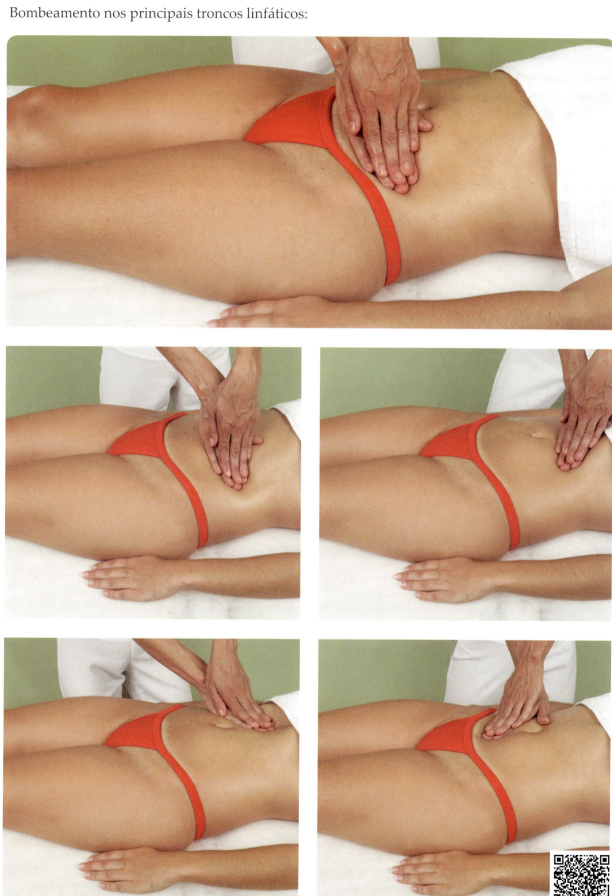

Deslizamento ao redor da cicatriz onfática[2] no sentido horário:

2 Onfática: umbilical.

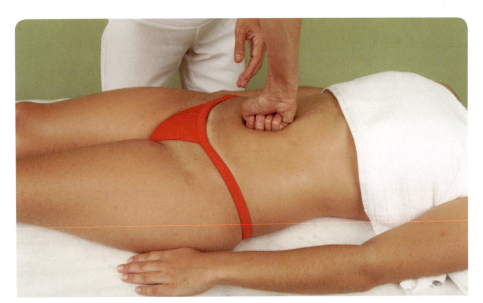

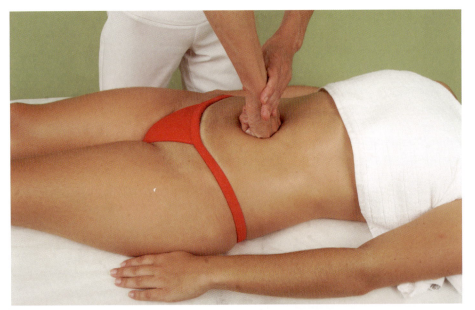

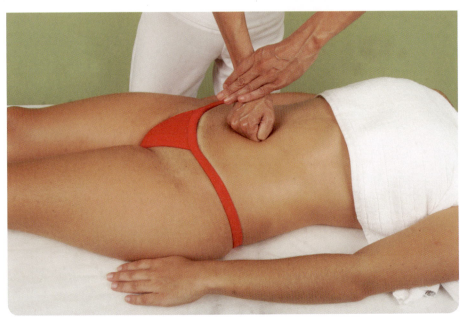

Bombeamento com deslizamento no sentido da axila (árvore):

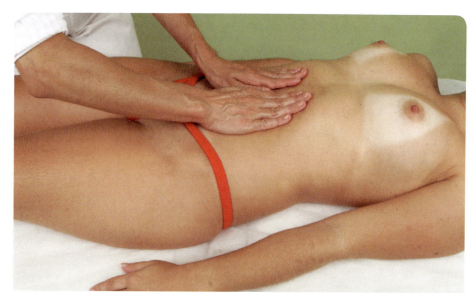

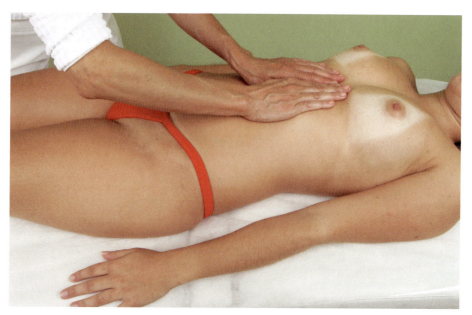

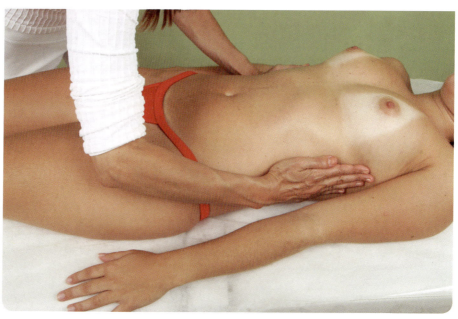

121

Amassamentos transversos:

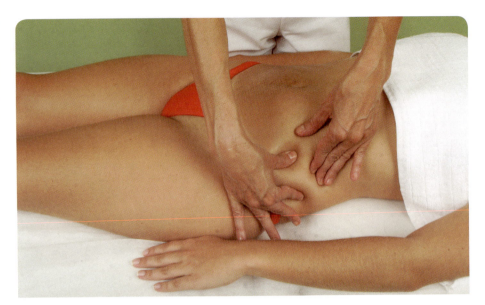

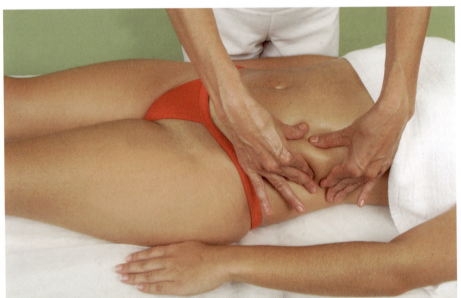

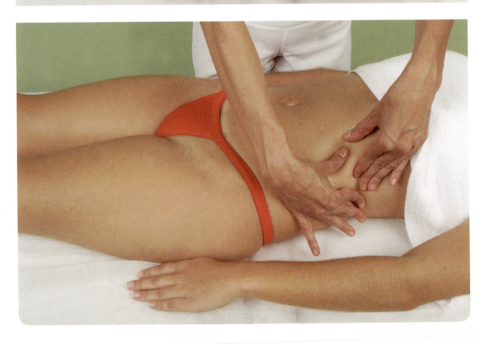

Petrissagem (M):

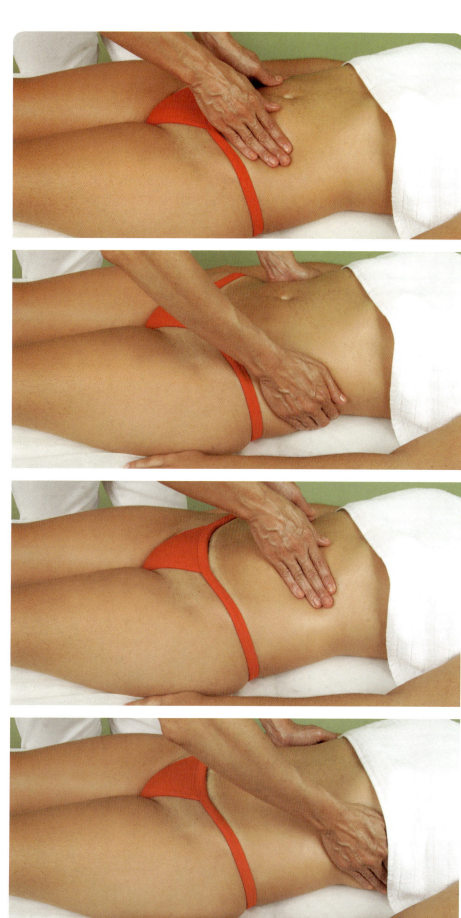

Rolamento (aranha):

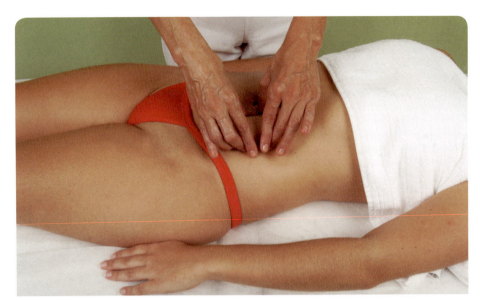

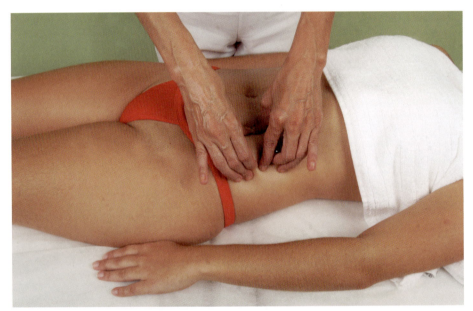

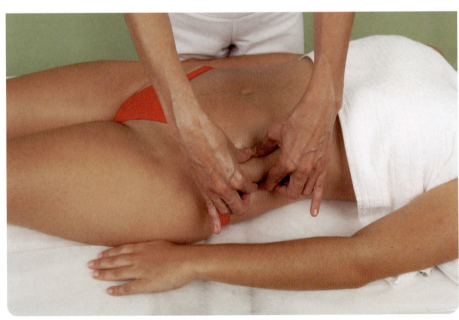

Compressão com vibração (esfirras):

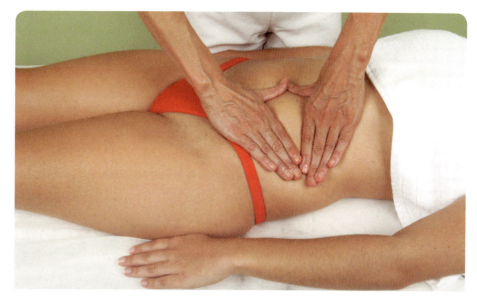

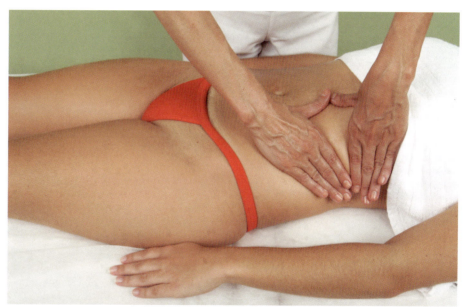

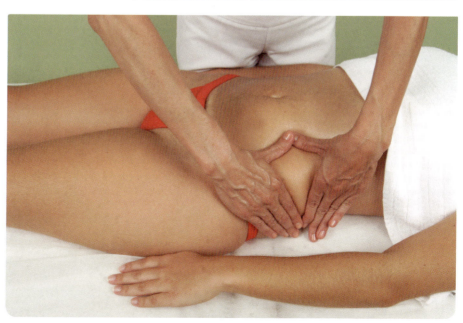

7.2.4 MEMBROS INFERIORES COXA/POSTERIOR

A drenagem deve ser realizada no sentido da circulação linfática. A linfa encontrada no quadrante interno e inferior do glúteo deve ser drenada para baixo e internamente, e o quadrante superior e externo da circulação segue para a região inguinal anteriormente ao quadril. As manobras são as mesmas realizadas na parte anterior da coxa e da perna, devendo as manobras ser realizadas até o quadrante interno do quadril e com sucessivos bombeamentos nos linfonodos poplíteos.

Na fase sub-aguda (15 a 21 dias), continuamos com as manobras de bombeamento, intensificamos as manobras de reabsorção e evacuação.

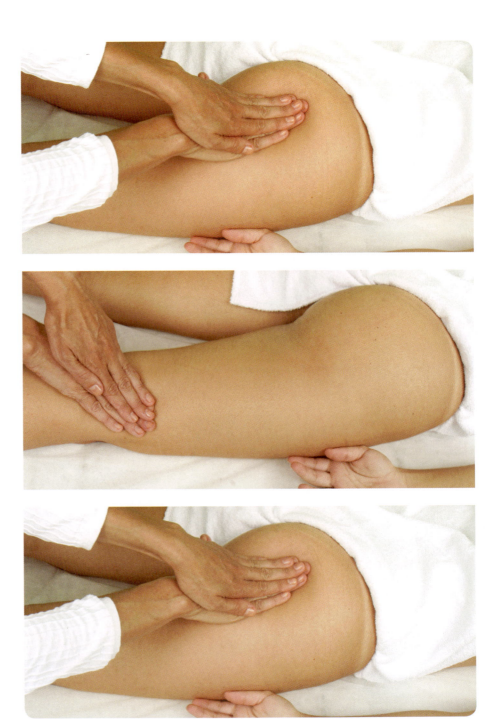

Reabsorção:

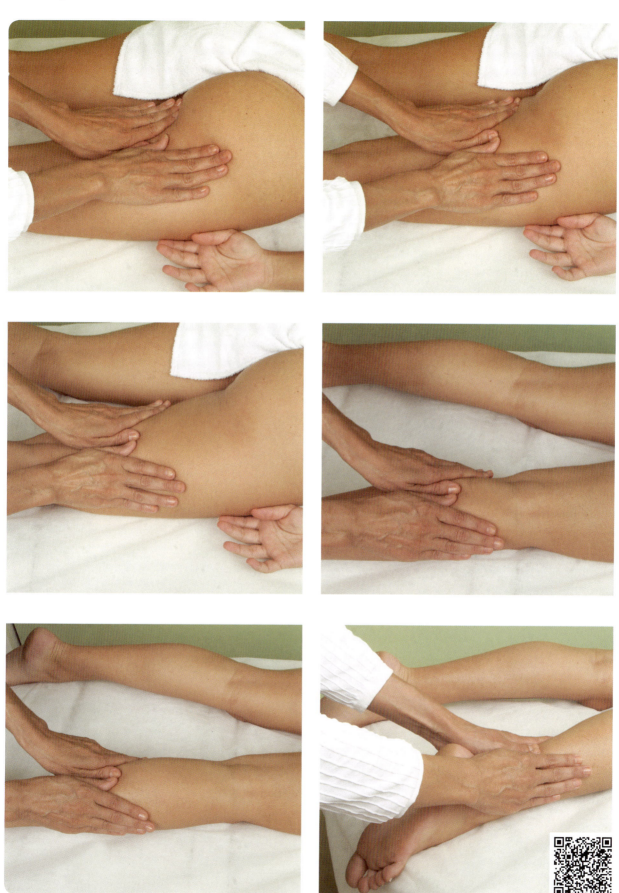

Evacuação:

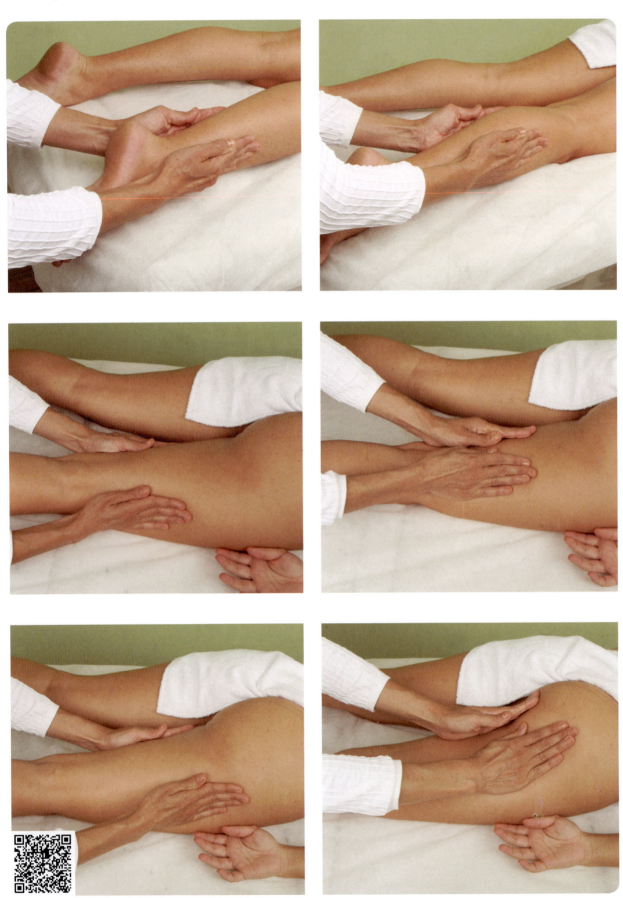

E logo em seguida, verificando que o excesso de líquido foi reabsorvido, permite-se que as manobras de Ganancia sejam efetuadas.

Bracelete:

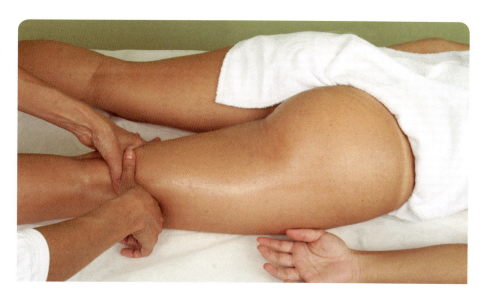

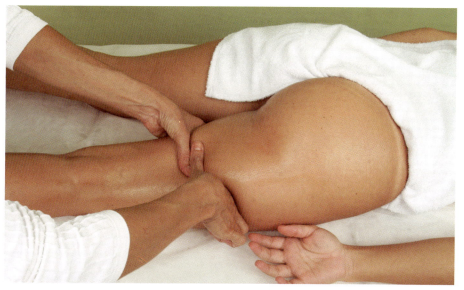

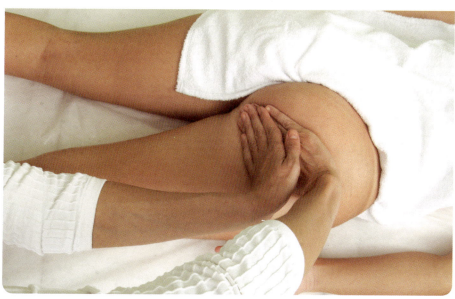

Amassamento transverso:

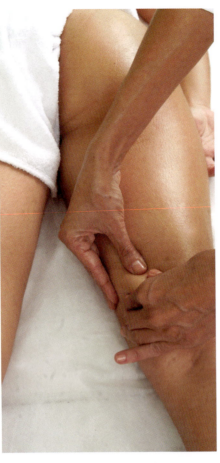
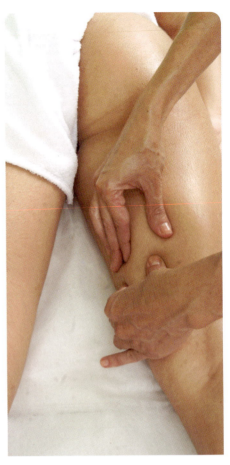
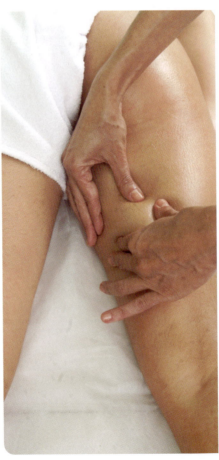
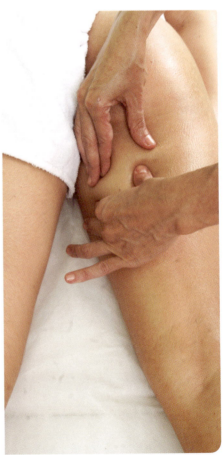

Petrissagem:

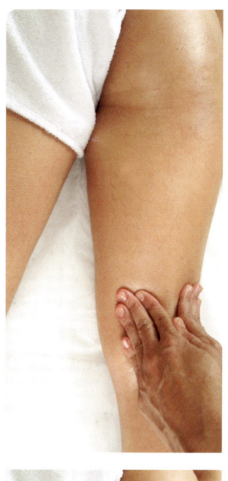
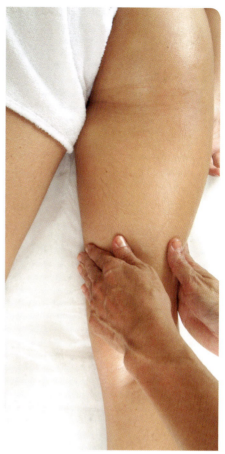
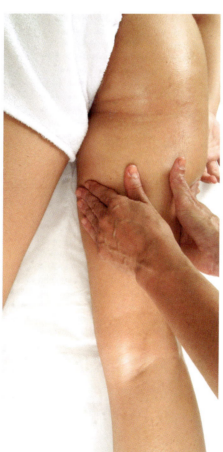
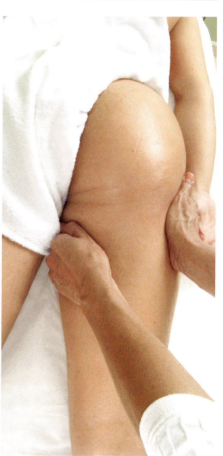

Amassamento digital:

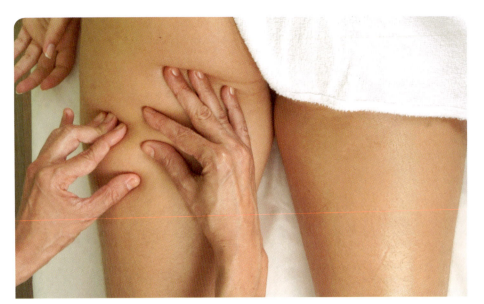

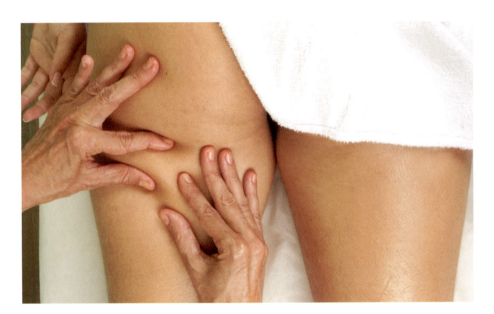

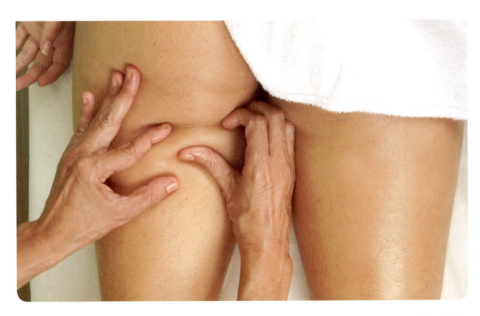

Compressão com vibração:

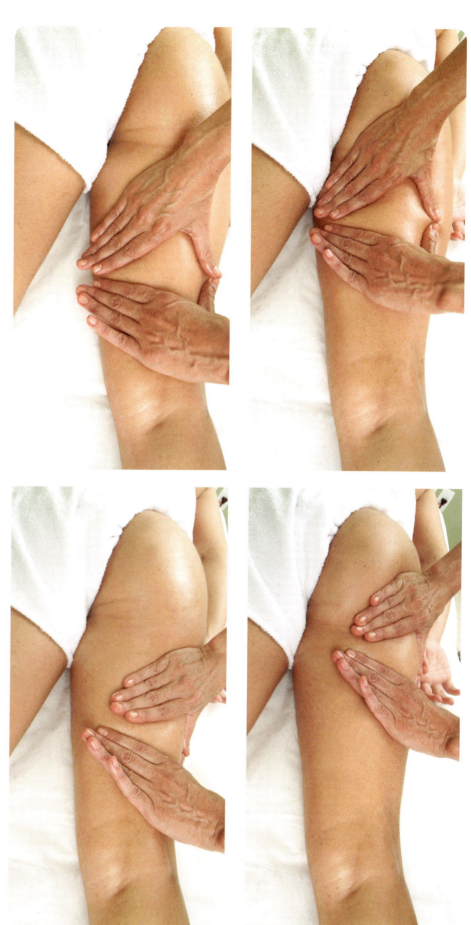

Rolamento:

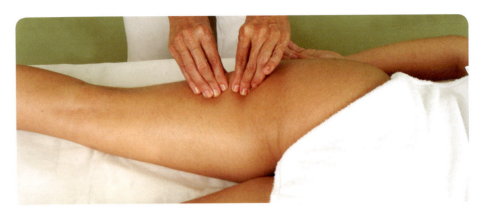

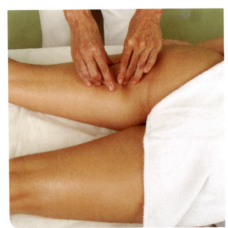
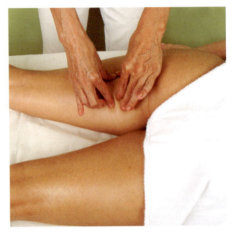

PERNA

Repetir a manobra de bombeamento nos linfonodos poplíteos:

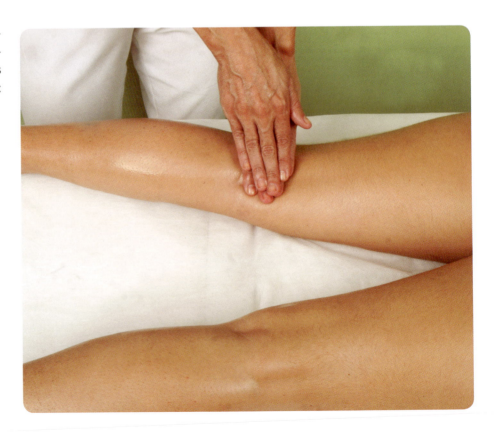

Bracelete com leve bombeamento em todo o segmento do membro:

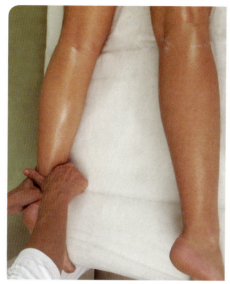
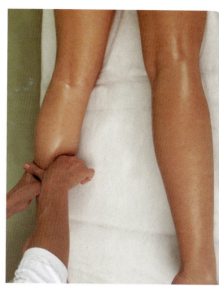
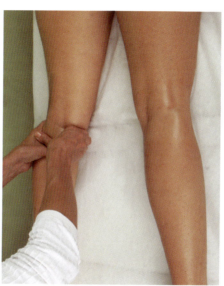
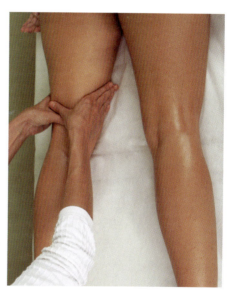
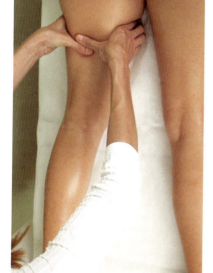
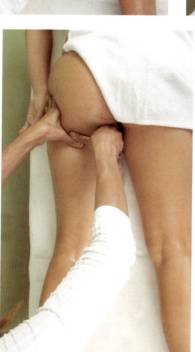
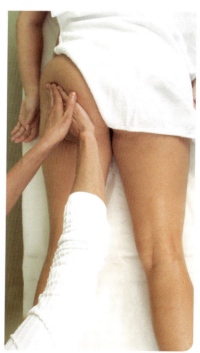

Amassamento transverso:

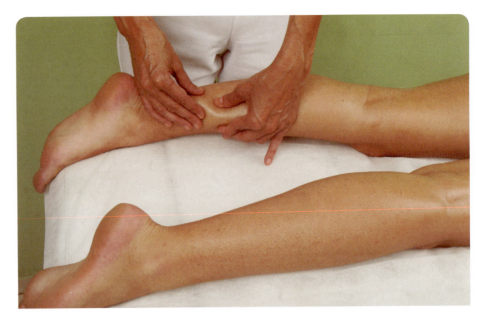

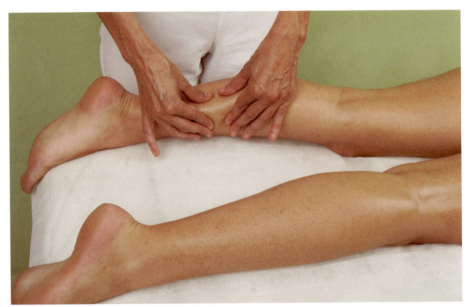

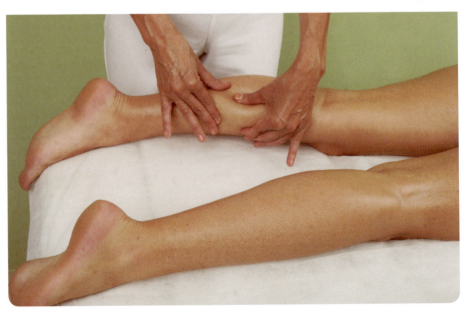

Rolamento
(aranha):

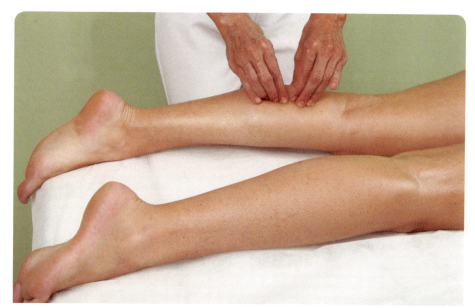

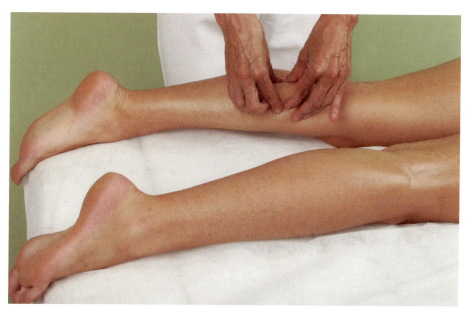

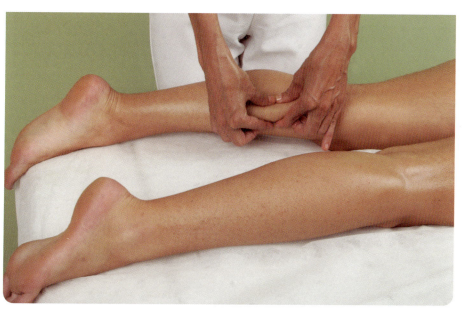

Amassamento digital:

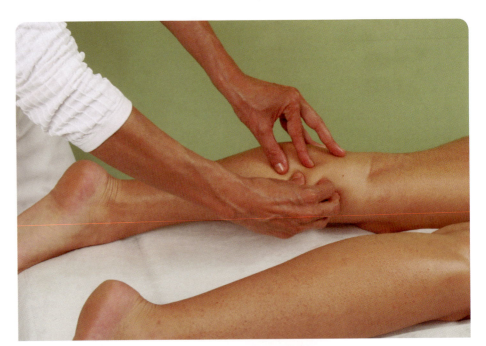

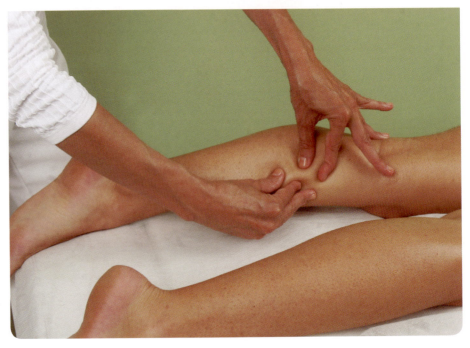

PÉS

Leduc não drena as plantas dos pés e as palmas das mãos. Os estudos demonstram que a maioria dos vasos vasculares e linfáticos estão localizados na região dorsal e medial do pé. Ganancia, já traz uma terapia com mobilização, alongamento e deslizamento com objetivo de melhorar a vascularização, propriocepção e ativar reflexos. As plantas dos pés necessitam de um tempo especial para que o paciente vivencie momentos de relaxamento. São eles que passam horas e horas dentro de sapatos fechados, suportando todo o desconforto e a carga corpórea.

Deslizamento sobre a região plantar seguindo para os maléolos internos e externos:

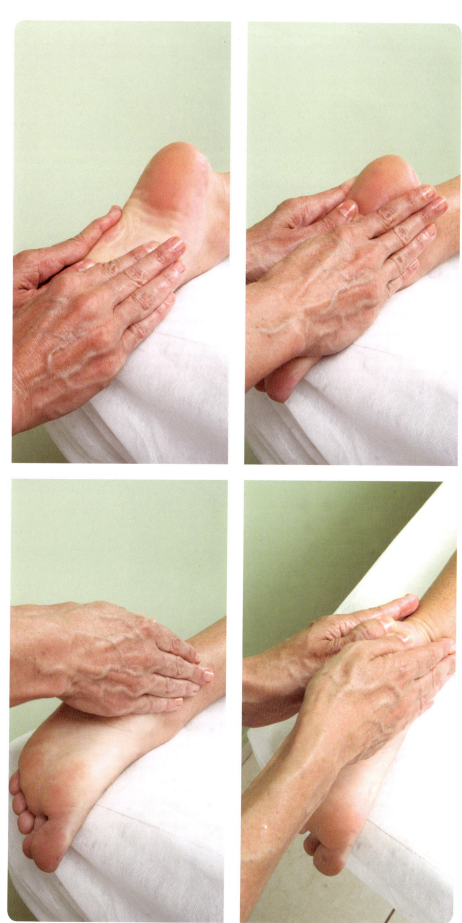

Compressão em todos os ossos do tarso, do metatarso e das falanges:

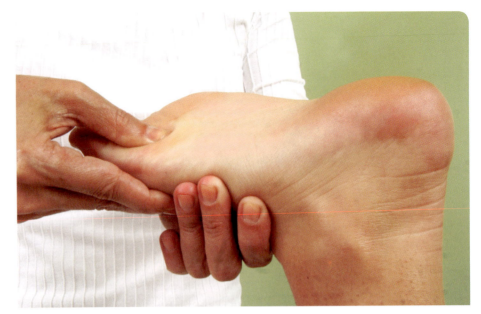

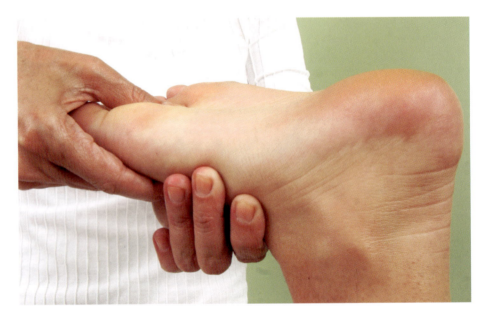

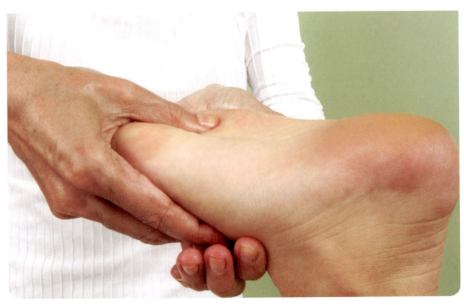

Deslizamento com alongamento da fáscia plantar:

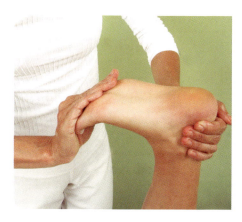 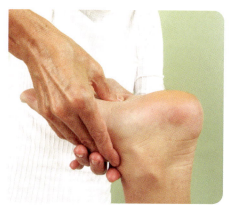

Compressão transversa com o polegar em toda a planta do pé:

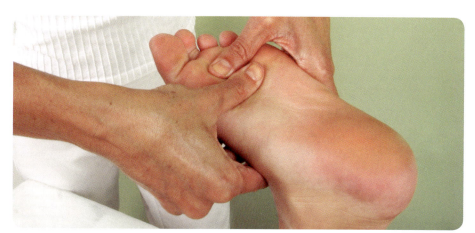

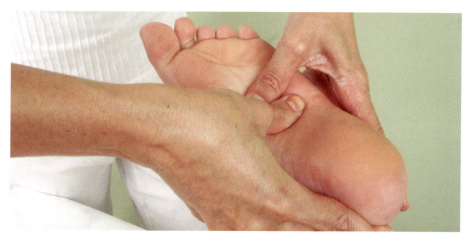

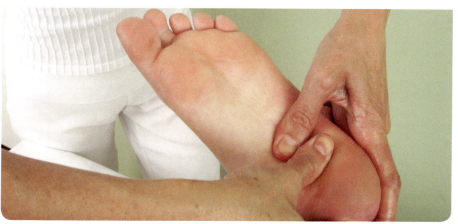

Deslizamento seguido de fricção sobre todo o pé:

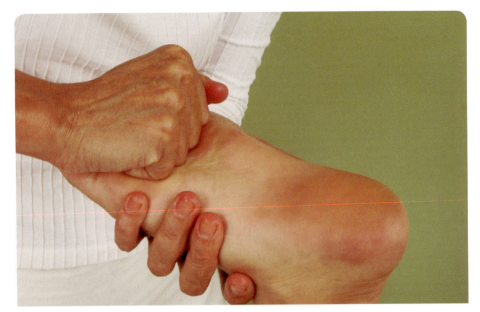

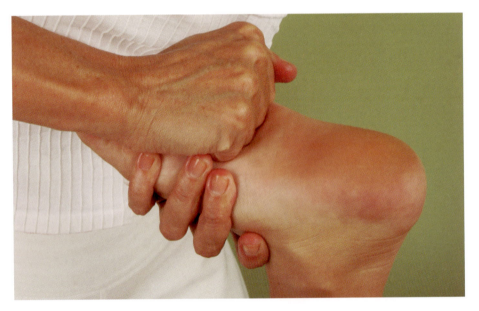

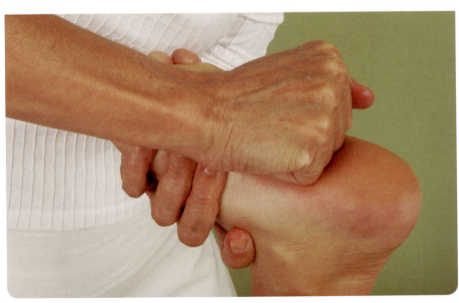

GLÚTEO: QUADRANTE SUPERIOR

Ao iniciarmos as manobras no quadrante superior do glúteo, sabemos que foi feita uma evacuação de toda a linfa restrita no membro inferior e que todos os canais se encontram livres para que ocorra o escoamento da linfa nos principais linfonodos.

Manobras de evacuação e reabsorção de proximal para distal tendo como ponto de referência os linfonodos inguinais. Manobras utilizadas no pós-cirurgico imediato (0 a 15 dias).

Logo após, observando que a linfa foi drenada, permitir que as mobilizações de Ganancia sejam introduzidas.

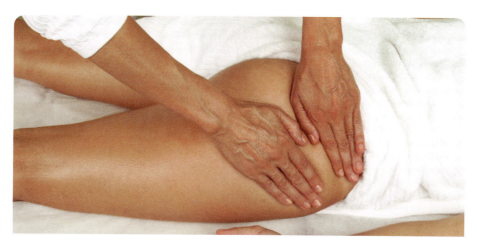

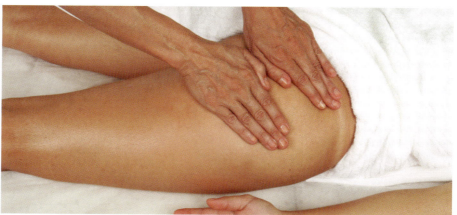

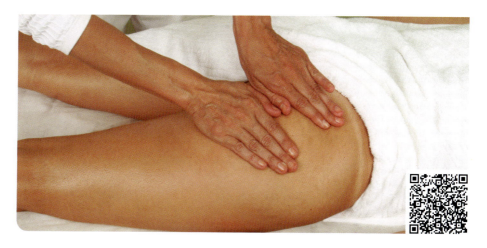

Movimentos drenantes para a região inguinal:

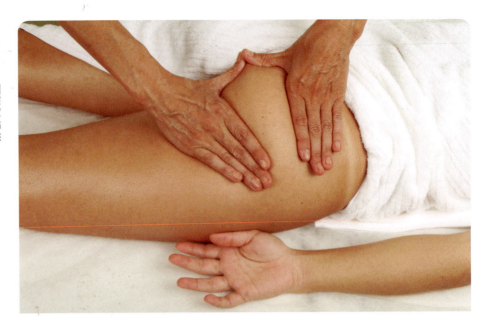

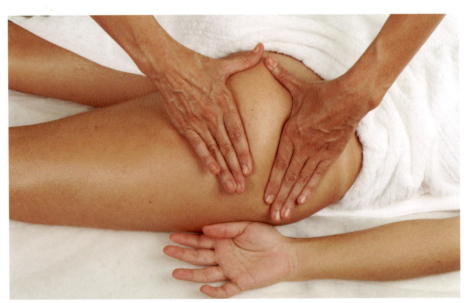

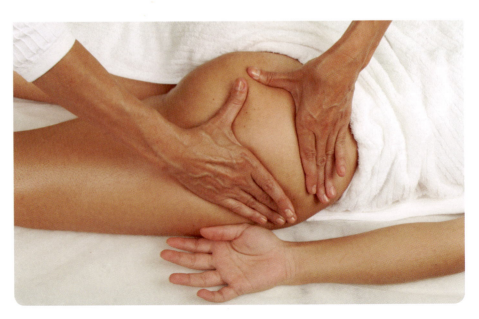

Rolamento no sentido inguinal:

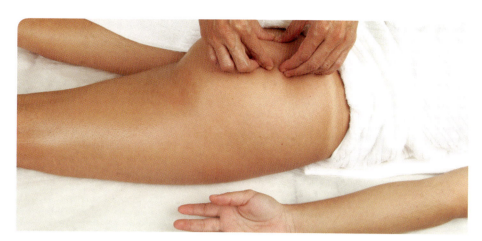

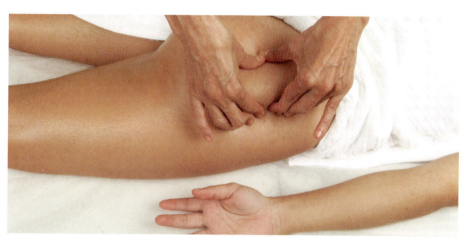

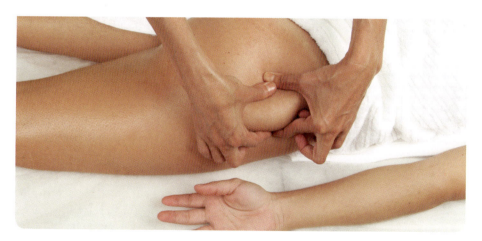

Amassamento digital (S deitado):

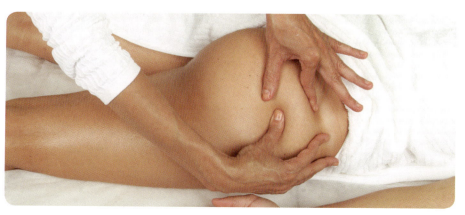

Amassamento transverso (S subindo):

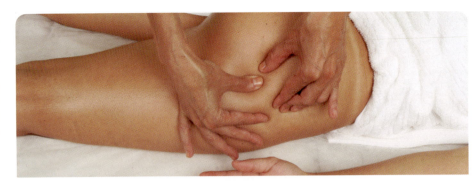

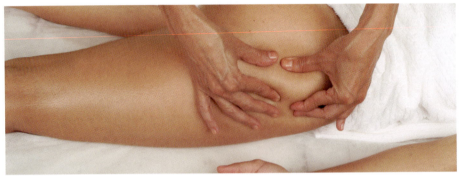

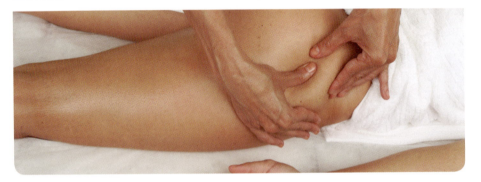

COSTAS

Geralmente não encontramos edema na região dorsal da coluna vertebral, que representa o eixo central do nosso corpo e tem a função de sustentação, flexibilidade, fixação e proteção. Caso o paciente apresente edema nesta região, a drenagem linfática deve ser realizada enfatizando que os movimentos sejam feitos no sentido da circulação linfática, com movimentos de reabsorção e evacuação, buscando posteriormente a mobilização e o relaxamento dos principais músculos fixados nesta região.

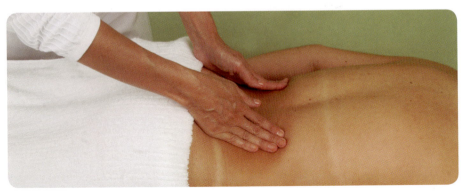

Reabsorção em região lombar:

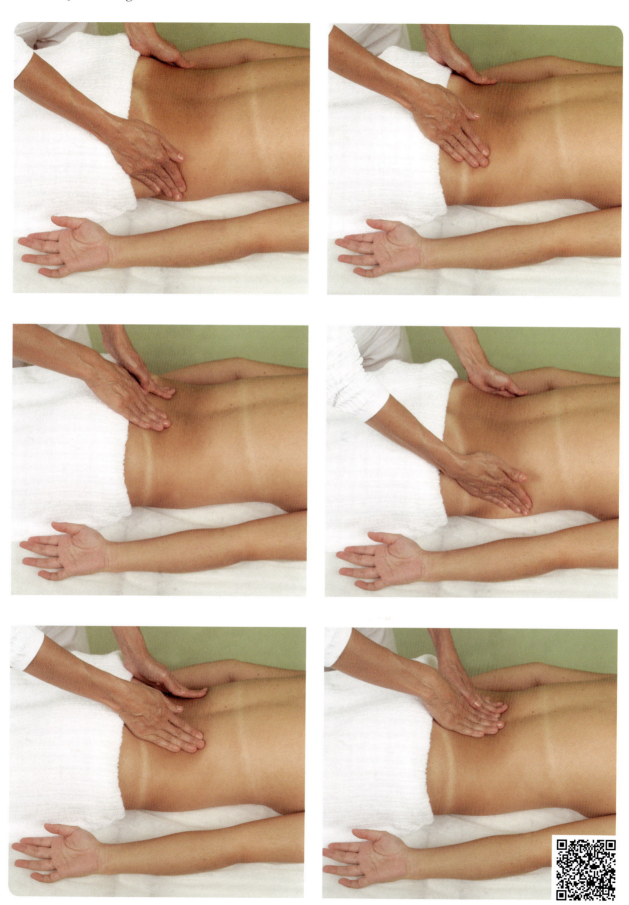

Reabsorção em região toráxica alta e cervical:

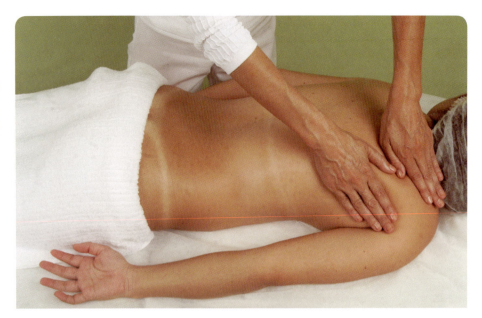

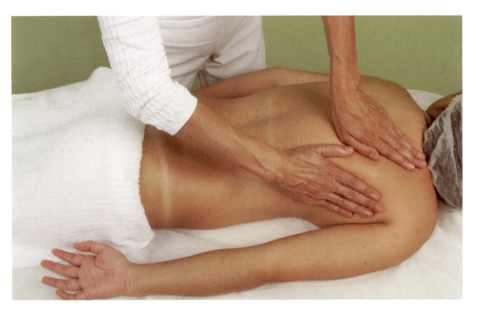

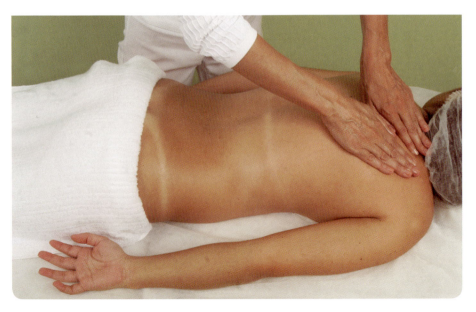

Deslizamento com bombeamento no trajeto da coluna vertebral:

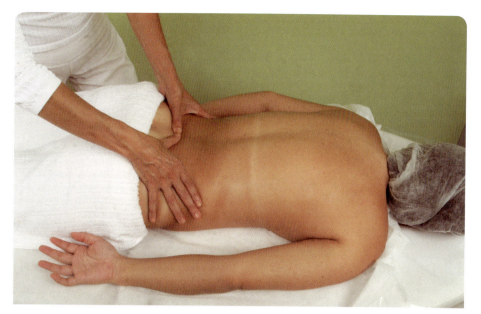

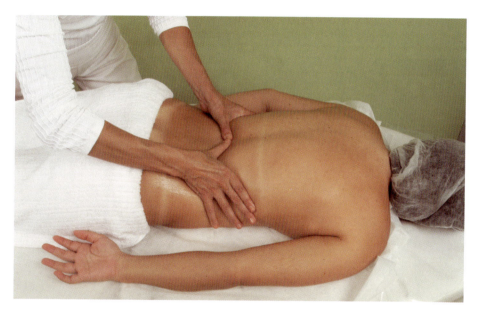

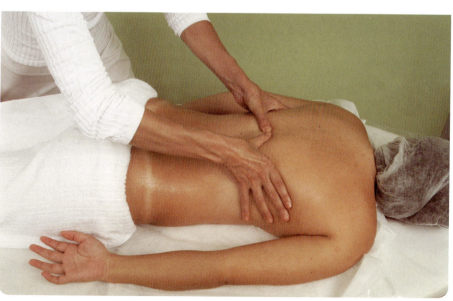

Petrissagem:

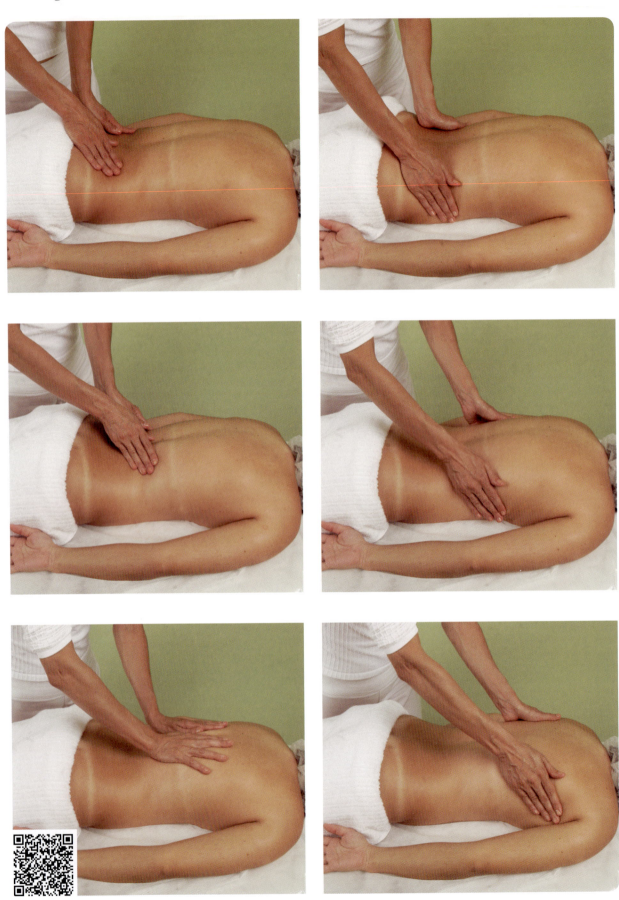

Aranha:

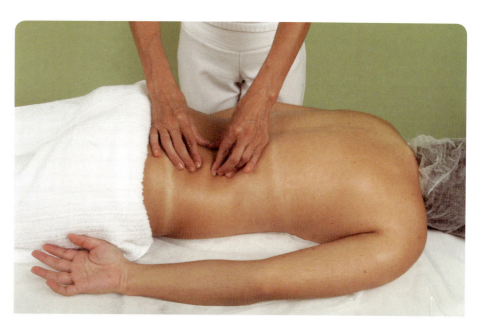

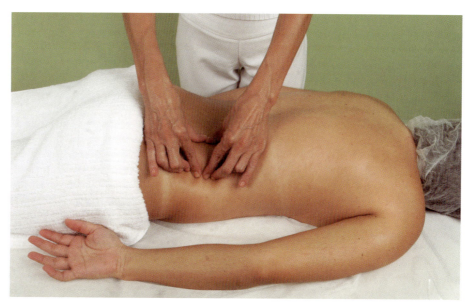

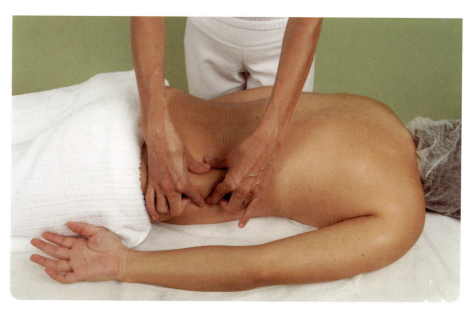

Amassamento transverso até a região axilar:

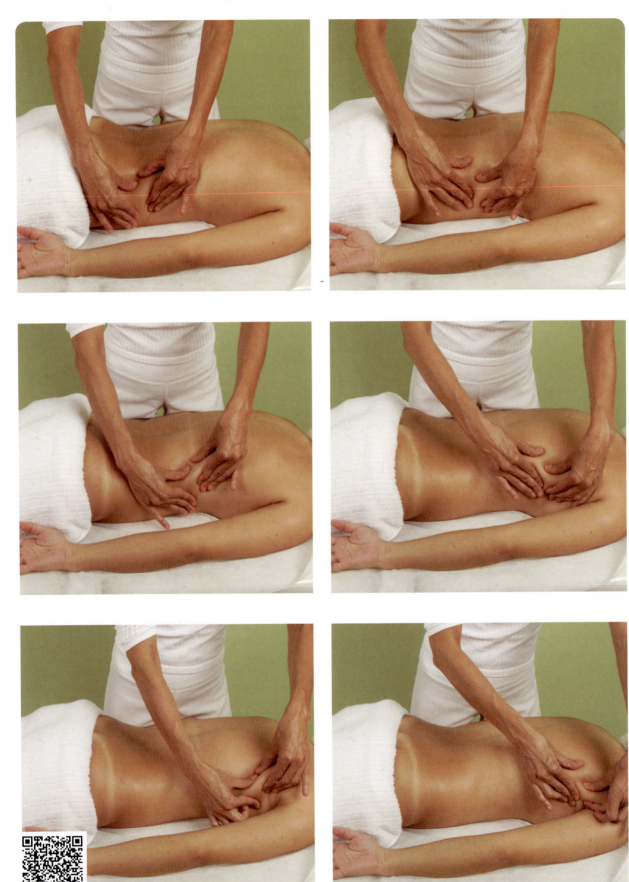

Esfirra:

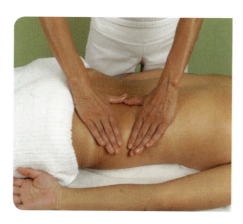
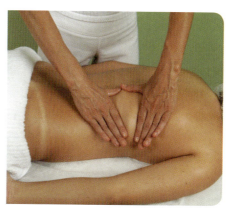

Deslizamento cubital em C sobre as escápulas:

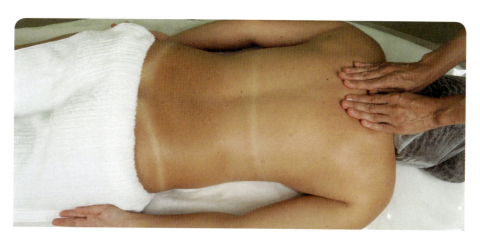

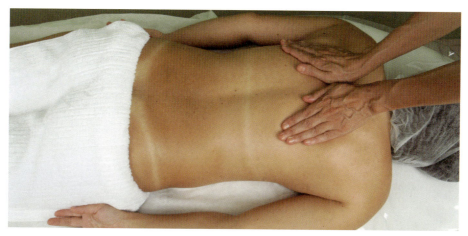

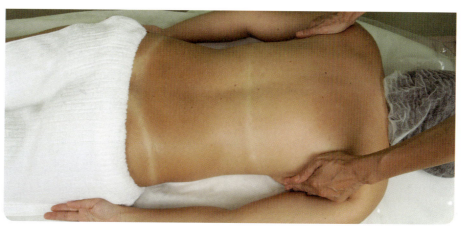

153

Mobilização da coluna vertebral com leve tração:

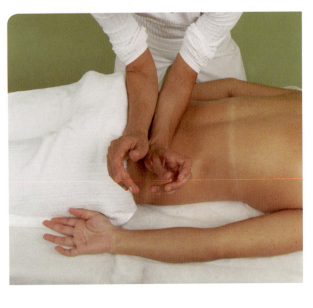
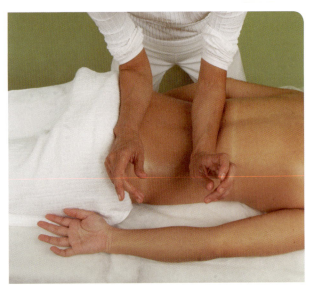
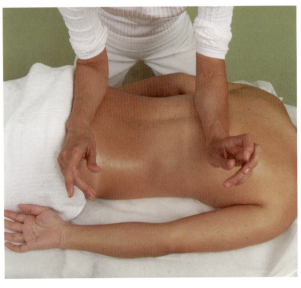
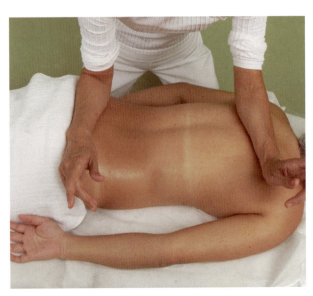
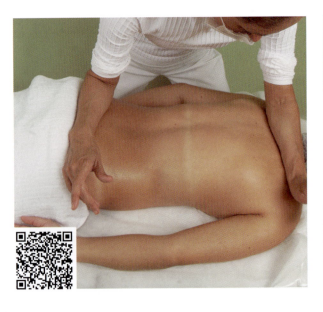
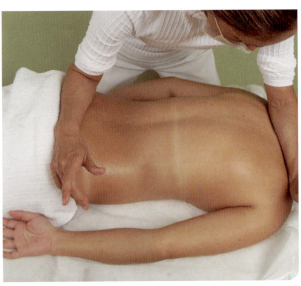

CAPÍTULO 8

DRENAGEM LINFÁTICA - VISÃO DE UM CIRURGIÃO PLÁSTICO

DR. SÉRGIO FEIJÓ

A linfa corresponde a 15% do peso corporal, e sua composição é de 96% de água em situação normal, de paciente hígido[1] antes de procedimento cirúrgico. Nas mulheres, em função da variação hormonal cíclica, a porcentagem pode sofrer alterações individuais para cada uma delas. Em medidas volumétricas, normalmente um adulto tem entre 2 e 5 litros de linfa, mas dependendo da patologia ou do estado do edema, 20 litros/dia podem escoar pelo Ducto Torácico.

O sistema linfático começa com capilares, que vão gradualmente aumentando de calibre, até que cheguem ao Ducto Torácico, nosso mais calibroso e conhecido linfático, à medida que são ultrapassados os vários e seriados linfonodos linfáticos, depuradores da linfa coletada nos capilares.

É no Ducto Torácico que acontece a interligação com o sistema venoso-arterial (principalmente através das artérias e das veias jugulares e subclávias), onde a linfa, já agora "misturada" ao sangue venoso, segue seu curso para a última filtração - a renal - sendo eliminada do organismo por via urinária.

A drenagem linfática é um processo terapêutico indolor e eficaz, em razão de uma característica do sistema linfático, que, ao contrário do sistema venoso-arterial, é 80% constituído de circulação superficial, sendo facilmente manipulado.

A circulação da linfa nos seus canais se deve à contração da musculatura lisa em estruturas específicas, os *lymphangios*, que sofrem ação das pulsações dos vasos sanguíneos próximos, do movimento respiratório, das contrações musculares de nossos movimentos voluntários e da diferença de pressão interna e externa ao linfático, sendo esta última mais percebida na região torácica e cervical. Por causa do comprovado auxílio das contrações musculares é que estimulamos nossos pacientes a deambulações muito precoces, como também movimentos similares de membros superiores.

A drenagem linfática aumenta o ritmo das contrações e o relaxamento dos angions; associando o estímulo do toque com pressão, aumentamos a onda de força, como uma mangueira de jardim, a qual apertamos e soltamos sucessivamente. A onda de força maior aumenta o ritmo da drenagem basal. Podemos aumentar essa velocidade de fluxo em dez vezes. Essa onda produzida tem efeito duradouro, mesmo depois de terminada a estimulação. Como o sistema é 80% superficial, a compressão por massagem, bandagem ou malha compressiva é outro fator que influencia o fluxo linfático.

Qual a importância disso e da drenagem como terapia? No nosso organismo a drenagem linfática está ocorrendo constantemente com um órgão funcionante, mas em ritmo

---

[1] Hígido: saudável, com saúde.

lento, ou basal, pois se trata de um coadjuvante à filtração renal e da absorção normal de líquidos. Quando ocorre quebra aguda desse mecanismo, por exemplo, no pós-cirúrgico, principalmente da lipoaspiração, o edema se instala, pois foi vencida a capacidade de absorção do líquido extra-vascular. Isso também pode ocorrer de maneira crônica insidiosa e como reação alérgica ou medicamentosa. A filtração como descrito anteriormente é feita pelos linfonodos linfáticos, que por fazerem parte do grupo de órgãos linfóides têm essa capacidade protetora do nosso organismo. Eles estão distribuídos por todo o corpo e chegam ao número de oitocentas unidades, sendo hoje em dia bem conhecidos e estudados por meio de um exame chamado de linfografia.

Essa capacidade protetora se dá pela ação imediata do filtro de toxinas, micro-organismos e substâncias de potencial patogênico, e em seguida serve de informação e matéria para que esses linfonodos e outros órgãos linfóides produzam glóbulos brancos, anticorpos e reações de defesa imunológica.

É muito importante que o médico e o fisioterapeuta conheçam o posicionamento anatômico dos linfonodos linfáticos, pois estes indicam o trajeto da trama linfática, que tem direção única e, portanto, deve ser respeitada. Para o médico a importância está em não lesá-los, e se precisar retirá-los isso deverá ser feito da maneira menos traumática possível, preservando os adjacentes, se for o caso, para que não se deixe uma seqüela de edema persistente ou linfedema. Para o fisioterapeuta, esse conhecimento anatômico o certifica para a correta manipulação dos pontos de pressão e deslizamentos fluxo-positivo; orienta o profissional para o correto posicionamento do paciente na hora da terapia, pois sendo de mão única, não pode haver compressão ou bloqueio nessa hora. A instrução de posições ante fluxo, nesse caso prejudiciais, deve ser passada ao paciente para que mesmo após a sessão da massagem continue obtendo seu pleno benefício.

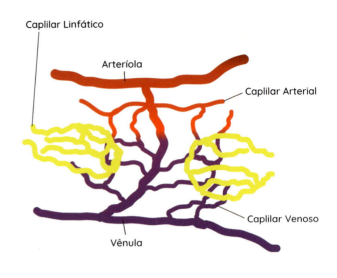

Figura 21 | Capilar linfático

Diferentemente do sistema venoso-arterial, que se interliga por meio de finos capilares nos pontos de trocas gasosas e de elementos nutricionais, o capilar linfático inicia-se em dedo de luva com maior espessura que o capilar venoso-arterial, sendo essa característica a responsável pela capacidade de maior absorção de elementos que contenham moléculas de maior calibre e peso molecular, conferindo uma das importâncias desse sistema.

Encontra-se bem estudado e documentado que a massagem quer clássica, ou quer de drenagem linfática, contribui muito para o aumento do fluxo da linfa, e também é certo que quanto mais cedo os elementos figurados e de alto peso molecular forem retirados do interstício, menor a força oncótica exercida por eles, tornando menor a resistência de retirar-se o edema e muito menor a possibilidade de formação de fibrose. Em relação à menor fibrose, a massagem em si, pela mobilização dos tecidos, tem fundamental importância na redução das aderências por elementos estagnados. Mesmo depois de terminada a terapia de drenagem linfática, quando o edema houver regredido a níveis aceitáveis, ou seja, quando o ritmo basal for suficiente para a regressão total, a massagem deve ser mantida para redução, da possibilidade de formação de fibrose.

8.1 A PRÁTICA DA DRENAGEM LINFÁTICA NO DIA-A-DIA

Os cirurgiões plásticos com mais de quinze anos de trabalho lembram com certo pesar de quando ainda não estavam convencidos da eficácia da terapia de drenagem linfática pós-operatória e muito menos no pré-operatório, sendo a lipoaspiração, de excelência, a principal responsável pela nossa aceitação. Hoje em dia, com nosso entendimento do conjunto, do processo fisiológico e terapêutico é inaceitável para a grande maioria dos cirurgiões não utilizar essa arma no arsenal dos procedimentos coadjuvantes. Em uma revisão nos resultados, por meio de acompanhamento das fotos e das fichas de evolução clínica dos pacientes, falando-se ainda em lipoaspiração, quando esta era feita com cânulas de maior calibre, como no início, observamos a demora na obtenção do resultado definitivo, em razão do grande número de edemas persistentes e conseqüentes fibroses de demorada resolução. Atualmente, na nossa prática cirúrgica fazemos, quando o caso requer * drenagens prévias à cirurgia, e com isso desbloqueamos os angions e os linfonodos linfáticos precocemente. Realizamos lipoaspiração infiltrativa com cânulas bem finas, reduzimos muito o trauma cirúrgico por trabalharmos em gordura mais amolecida pelo rompimento das membranas celulares dos adipócitos.

Alguns pacientes apresentam infiltrações líquidas teciduais: mulheres com retenções crônicas por celulite ou por suas variações hormonais; mulheres com compressão de veias ilíacas por causa de gravidezes; alguns pacientes sedentários; pacientes com doenças do colágeno; pacientes com cirurgias anteriores na área que será novamente tratada, pois apresentam com certeza, já que é fisiológico, um maior grau de fibrose e as temidas aderências. Estas últimas muito encontradas em pacientes com cirurgia realizada antes da utilização da drenagem linfática, ou pacientes de cirurgias atuais que renegaram esse tratamento. A drenagem prévia tem facilitado tanto o ato cirúrgico como o pós-cirúrgico imediato e o resultado final e será mais rápido do que quando não for utilizada a terapia da massagem de drenagem linfática.

Temos muito a evoluir, e essa é missão da área da saúde. Julgamos que para um trabalho perfeito nesse nosso tema, ambos os profissionais médico e fisioterapeuta devem ter sintonia de ações. É de vital importância que o fisioterapeuta faça parte integrante da equipe e participe da consulta e/ou exame clínico, pois dessa maneira estará conhecendo o paciente antes de qualquer alteração anátomo-funcional provocada pela cirurgia. O fisioterapeuta experiente vai ser capaz de avaliar e indicar além da necessidade prévia de drenagem qualquer outro procedimento que auxilie nosso objetivo-fim que é a satisfação o mais plenamente possível do anseio do paciente. E quando falamos de satisfação plena não nos estamos nos referindo só a resultado, e sim a resultado rápido, retorno breve ao trabalho, ao convívio familiar e social, sem esquecer que com os estímulos atuais às atividades físicas, queremos os pacientes nessas atividades tão logo seja possível, e esse querer não é só do paciente, é nossa também. A tradução disso é a satisfação da certeza do fazer correto, o contentamento global de nossos pacientes e a aderência a tratamentos futuros.

Para qualquer cirurgia, hoje em dia indicamos a drenagem linfática, e se nos estamos baseando em princípios fisiológicos e anatômicos, o início do tratamento quando do pós-operatório deve ser o mais cedo possível, antes que ocorra o desequilíbro da velocidade filtração renal/absorção. Anatômico porque se 80% do sistema é superficial a manipulação experiente não gera dor, e sim alívio, pela mobilização delicada de elementos figurados que contribuem para a estagnação desse edema. Menos edema em formação, menor compressão, tal qual a Síndrome Compartimental[2], que impede a circulação arterial, venosa e linfática, além de

---

2 Síndrome compartimental: compressão nervosa e/ou vascular por edema e/ou hematoma.

compressão nervosa geradora de dor. Sabemos também que o sangue livre no espaço extra vascular muda o pH (acidez do meio intersticial) e é altamente irritativo, sendo outro fator gerador de dor; se com a terapia da massagem de drenagem linfática tudo isso é trabalhado positivamente, não podemos desprezar essa conduta.

A técnica correta da lipoaspiração é fazê-la na camada mais profunda, preservando-se a camada lamelar. Isso traz duas vantagens: a primeira é que ao se preservar um coxim mínimo de gordura as imperfeições serão menores ou mais dificilmente percebidas, e a segunda é que novamente lembramos que 80% do sistema é superficial, e necessitamos de sua integralidade para a eficiência da drenagem.

Nas cirurgias estéticas que envolvem incisões e descolamentos, e aqui está a maioria, como mamoplastia de redução e de aumento (inclusão de próteses), dermolipectomia abdominal, ritidoplastia ampliada ou reduzida (mini-lifting), blefaroplastia, rinoplastia, otoplastia e outras menos usuais, devemos respeitar o princípio anatômico e evitar incisões em sítios de linfonodos, descolamentos profundos ou médio profundos para a face, a não ser que se faça a cirurgia no plano subperiostal, onde o edema é menor. Sobre as cirurgias na face, a drenagem prévia tem interesse especial em função de achados como exposição da pele da face, ao sol, ao frio, a poluição ambiental, que leva a atrofias dérmicas, rigidez cervical, pacientes fumantes (pelas vasculites subclínicas causadas pela nicotina, que prejudicam o sistema circulatório capilar), tudo isso converge para a dificuldade espontânea de drenagem de edemas, portanto são casos em que se hidrata a face, manipula-se essa rigidez cervical, desbloqueiam-se os canais linfáticos previamente. Uma síndrome compartimental na face por hematoma ou edema é sempre desastroso, mesmo que a solução seja rápida, pois a infiltração em músculos profundos da face quase sempre leva a fibroses de tratamento e resolutividade demorados. Quem adota essa postura será surpreendido em seus resultados.

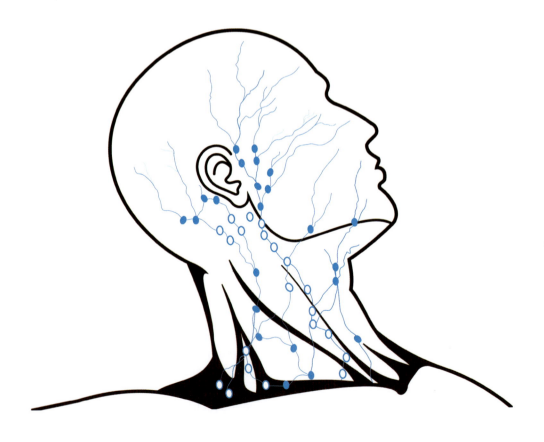

Figura 22 | Plexo linfático médio lateral da face

Existe uma resistência médica e de alguns pacientes em se submeterem a drenagem após cirurgias menores, como de pálpebra, de nariz, de orelhas de abano e de implantes capilares. Isso é um erro, pois se lembrarmos da intensa população de linfonodos da cabeça, do pescoço e da axila, que são divididos, identificados e facilmente trabalhados em superficiais e profundos, pode-se afirmar que são áreas de pronta recuperação, e como são áreas de exposição voltamos ao princípio de resultado otimizado.

Para as cirurgias reparadoras de ato isolado, os princípios são exatamente os mesmos; talvez por vezes com dificuldade por seguimento técnico de se efetuar uma incisão que privilegie a manutenção ou menos trauma do sistema linfático como um todo ou partes, angions e/ou linfonodos.

Para cirurgias reparadoras com mais de um, ou até vários tempos cirúrgicos, a terapia de massagem clássica, da drenagem linfática e a liberação tecidual funcional, além de outros auxiliares, devem fazer parte obrigatória como pré-operatório, e nos intervalos dos tempos cirúrgicos programados, num ideal de se levar a terapia até a finalização de todo processo curativo.

Para o paciente queimado, que é campo para uma gama de procedimentos, a terapia de drenagem linfática e terapia ocupacional para estímulos dos movimentos musculares devem ser instituídas tão logo a condição clínica, que é a verdadeira urgência do paciente queimado, assim o permita. Aqui encontramos uma dificuldade: se a queimadura tiver lesado o sistema superficial, não teremos uma correspondência imediata do tratamento com o resultado, isso na fase aguda. Na fase intermediária de curativos e preparação para enxertia, observa-se um paciente menos edemaciado do que aquele que não recebeu a drenagem, e se houver necessidade de enxertia de pele este paciente poderá fazê-la mais precocemente. Na fase de enxertia de pele, quando comparamos um paciente que recebe enxerto e curativo oclusivo com o que recebe enxerto e curativo aberto e drenagem, o resultado é o mesmo, porém, se compararmos esses dois com o que recebe enxerto e curativo aberto sem drenagem, a integração é mais demorada, pois o líquido de embebição[3], tão importante na fase inicial da nutrição do enxerto, demora mais a sair, conferindo certo endurecimento à área enxertada.

Analogia se faz às áreas de retalho que não necessitam de líquido de embebição para sua nutrição, muito pelo contrário, como estão nutridas por pedículo vásculo-arterial não apresentam edema ou complicação como a síndrome compartimental, que levaria à compressão do fluxo arterial e à perda desse retalho. A drenagem linfática em retalho de grandes montas deve ser iniciada antes do curativo cirúrgico, pois em função da técnica de rotação e avanço de um retalho cutâneo, há com certeza comprometimento de partes do sistema linfático.

Outro destaque é para as mastectomias ampliadas, afortunadamente cada vez menos presentes em nosso meio. A lesão de linfático, linfonodos e angions é obrigatória, pois são retirados. Aqui a terapia de drenagem não pode caminhar sozinha, há de se lançar mão de recursos como drenagem fora do sítio cirúrgico, compressão progressiva e unidirecional do membro superior envolvido, posicionamento correto e antálgico, alongamento muscular crescente e outra formas específicas da fisioterapia e da terapia ocupacional.

Como novidade para todos nós, aparece agora em número crescente a cirurgia dos pacientes pós-obesos, quer por emagrecimento espontâneo ou pós-bariátricos.

As cirurgias de caráter estético-funcionais do pós-obeso são, grosso modo, amplas incisões com grandes retiradas de pele e tecido celular subcutâneo com o mínimo descolamento. A princípio parece simples, mas o sistema venoso, arterial e linfático sofreu ao longo dos anos com o engordar e o estiramento dos tecidos desses pacientes, um alongamento, e quando do seu emagrecimento, principalmente no pós-bariátrico, não há a correspondente relação de encurtamento desses sistemas de condução líquida. O que ocorre é a inevitável lesão a mais do pretendido do sistema linfático - lembre-se que estamos retirando grandes excessos de pele e tecido celular subcutâneo. Durante o ato cirúrgico pela tortuosidade arterial e venosa o

---

3 Líquido de embebição: o primeiro a nutrir um enxerto de pele, é formado principalmente por plasma livre.

sangramento costuma ser maior; some-se a isso que muito pacientes têm má absorção e não têm hematócritos e coeficientes protéicos ideais, portanto menor força oncótica intravascular, maior edema de pós-operatório que muitas vezes são persistentes. Novamente usamos drenagem precoce e demorada, malhas compressivas amplas, ou seja, devem ser maiores que a área operada e bem supervisionada quanto ao uso, pois temos muitas cicatrizes e não as queremos inestéticas, deambulação e repouso em posições que facilitem sua drenagem espontânea.

Nas cicatrizes inestéticas exacerbadas, principalmente queloidianas, se estiverem em trajeto de linfático e forem recentes, com certeza estarão comprometendo esse fluxo laminar. Necessário se faz amaciar primeiro essas cicatrizes para que se restabeleça o fluxo e a drenagem seja efetiva.

Temos uma experiência nesse sentido: trata-se previamente a cicatriz, mesmo as queloidianas, com carboxiterapia; o efeito da criação de uma nova micro circulação local restabelece o fluxo de linfa após algumas sessões.

A evolução da medicina é quantificada por tudo que incrementa e se mostra eficaz. Alguns procedimentos de alto custo, outros de baixo custo, aparelhos hiperdimensionados ou simples táticas em técnicas já consagradas. Nem tudo se aplica a todas as especialidades, mas sempre se aproveita alguma coisa.

Na cirurgia plástica atual, resultados cada vez mais perfeitos e competitivos são cobrados a todo instante, não lançar mão de todos os auxílios disponíveis, cada um em sua possibilidade de uso, é fechar a mente para o conhecimento e a avaliação do trabalho individual de cada profissional, até para decidir-se pelo uso de tal técnica ou não.

Impossível a meu ver dissociar a cirurgia de bons resultados da drenagem linfática manual e/ou coadjuvada com aparelhos para esse fim (desde que tenhamos fisioterapeutas treinados e não só instruídos pelos fabricantes), como terapia complementar de primeira grandeza.

Dr. Sérgio Feijó

REFERÊNCIAS

BORGES, F. dos Santos. Modalidades Terapêuticas nas Disfunções Estéticas – 1ª ed. – São Paulo – Phorte – 2006.

FOELDI, M. and STROSSENREUTHER, R. Foudations of Manual Lymph Drainage – 3ª ed. – Chatswood, NSW – Elsevier – 2005.

HEIDEGGER, G. Wolf. Atlas de Anatomia Humana – 2ª ed. – São Paulo – Guanabara Koogan – 1974.

LEWIS, John Ransom. Atlas of Aesthetic Plastic Surgery – 1ª ed. – Atlanta – USA – Little, Brown – 1973.

MATHES, Stephen J. Clinical Atlas of Muscle and Musculocutaneos Flaps – 1ª ed. – St. Louis – USA – C. V. Mosby – 1989.

RIBEIRO, Denise Rodrigues. Drenagem Linfática Manual da Face - 5ª ed. – São Paulo – Senac – 2004.

WILLIAM, C. Grabb, y MYERS, M. Bert. Colgajos Cutaneos – 1ª ed. Española – Barcelona – Espanha – Savat – 1992.

AVALIAÇÃO DERMATO-FUNCIONAL OU ESTÉTICA

A justificativa para toda e qualquer avaliação funcional é poder ter em mãos o mensuramento e a evolução do tratamento do paciente, razões estas que permitem também quantificar e proporcionar mudanças objetivas para tratamentos posteriores.

Os dados registrados são os dados vitais _ a anamnese e uma avaliação física osteomuscular _ com mensurações referente ao índice de massa corpórea, edema, circunferência do membro ou parte do corpo do paciente a ser tratada. O paciente também deve estar ciente do tratamento, para isso desenvolvemos um termo de responsabilidade que ampara o profissional e o isenta de toda e qualquer responsabilidade oriundas dos objetivos e do tratamento proposto para cada modalidade terapêutica.

A seguir, elaboramos uma ficha de avaliação que pode ser ou não modificada, dependendo das necessidades e da realidade vivida por cada profissional.

ANEXO I

AVALIAÇÃO DERMATO-FUNCIONAL OU ESTÉTICA

DADOS PESSOAIS			
Nome:			
Data de nascimento:			
Endereço:			
Bairro:			
Telefone residencial:	Celular:		
Nacionalidade:	Cor:		Estado Civil:
Indicação:	Profissão:		

ANAMNESE :	
Queixa principal:	
Quanto tempo:	
Relaciona o problema com alguma circunstância?	
Realizou tratamentos estéticos anteriormente?	
Número de filhos:	Última gestação:
Atividade física:	Tempo:

CIRURGIAS RECENTES:
( ) CIRURGIA ÓSSEA - LOCALIZAÇÃO
( ) CIRURGIA PLÁSTICA – LOCALIZAÇÃO
( ) PRÓTESES METÁLICAS – LOCALIZAÇÃO
( ) DORES MUSCULARES – LOCALIZAÇÃO

PROBLEMAS:		
( ) ONCOLÓGICOS	( ) CARDÍACOS	( ) INFECCIOSOS
( ) RENAL	( ) PROCTOLÓGICOS	( ) DERMATOLÓGICOS
( ) GINECOLÓGICOS	( ) HEMATOLÓGICOS	( ) ENDOCRINOLÓGICOS
( ) MARCAPASSO	( ) ÁLCOOL	( ) HIPOTENSÃO
( ) HIPERTENSÃO	( ) DIABETES	( ) ANTICONCEPCIONAL
( ) ERITEMA À EXPOSIÇÃO SOLAR	( ) FUMANTE	( ) USO DE ÁCIDO NA PELE
( ) ALERGIAS	( ) TRATAMENTO ORTOMOLECULAR	( ) CICLO MESTRUAL REGULAR
( ) EPLEPSIA		

CONTINUA ▼

AVALIAÇÃO FÍSICA

Faz caminhada?	( ) sim ( ) não	Qual o tempo?
Faz outra atividade física?	( ) sim ( ) não	Qual?

Quantos copos de H2O ingere durante o dia?

Fuma?	( ) sim ( ) não	Quantos cigarros?

AVALIAÇÃO DA PELE

Homogênea	( ) sim ( ) não
Irritações	( ) sim ( ) não
Micoses	( ) sim ( ) não
Temperatura	( ) sim ( ) não
Faz uso de algum cosmético no corpo ou face?	( ) sim ( ) não

AVALIAÇÃO DO EDEMA

Não tem	Braços	Pernas	Pés	Abdome	Outros

AVALIAÇÃO DA CELULITE ( ) sim ( ) não

Celulite	( ) 1º grau	( ) 2º grau	( ) 3º grau	( ) 4º grau	

AVALIAÇÃO DAS VARIZES

Microvarizes	( ) sim ( ) não
Varizes e edema	( ) sim ( ) não

GORDURA LOCALIZADA

Não tem	Pernas	Braços	Estômago	Abdome	Outros		

MEDIDAS

	INÍCIO	MEIO	FIM
DATA	/ /	/ /	/ /
PESO			
ALTURA			
AXILA			
SEIOS			
BRAÇO ESQUERDO			
BRAÇO DIREITO			
ABDOME SUPERIOR			
CINTURA			
ABDOME INFERIOR			
QUADRIL			
COXA DIREITA			
COXA ESQUERDA			
PANTURRILHA DIREITA			
PANTURRILHA ESQUERDA			

ANEXO II

TERMO DE CONSENTIMENTO

Eu, _____, CPF _____ RG _____, estou ciente do tratamento e das informações e medidas tomadas. Concordo em realizar sessões de fisioterapia que envolva a utilização de aparelhos estéticos (ultra-som, correntes polares e apolares, endermoterapia, bandagens frias e quentes e outros tratamentos sugeridos).

O FISIOTERAPEUTA, após a avaliação, explicou os efeitos físicos e terapêuticos de cada aparelho, apresentando e demonstrando quando necessário.

Assim sendo, concordo em iniciar este tratamento.

_____
(Local e data)

_____
Assinatura do paciente

REFERÊNCIAS

AMES, B.; SHIGENAGA, M. K.; HAGEN, T. M. Oxidants, antioxidants, and the degenerative diseases of aging (review). Proc. Natl. Acad.Sci USA, 90:7915-22, 1993.

AMISTALDEN, E.M.I. Alteraçoes Histopatólogicas da Pele na Esclerose Sistêmica: estudo quantitativo e qualitativo. Tese de Doutorado. Universidade Estadual de Campinas, campinas São Paulo. 164 p. 1992.

BARROS, H. M. FISIOTERAPIA. Drenagem linfática Manual. São Paulo 1ª ed, Probel, 2001. p. 13, 53-55.

BAXTER, G. D.; RAVEY, J. Low level laser therapy: current clinical pratice in Northern Ireland. Physioth., 77:171-8, 1991.

BIERMAN, W. Ultrasound treatment of scars. Arch Phys. Med. Rehabil.; 35-209, 1954.

BLAKISTON. Dicionário Médico 2ª ed. Andrei – São Paulo p. 468.

BORGES, S. F. Modalidades Terapêuticas nas Disfunções Estéticas, In: SILVA, A. C. I. Drenagem linfática 1ª ed. Editora: Fhorte Rio de Janeiro -2006. p. 353.

BRANDÃO M. N. Curso de Drenagem Linfática Manual no Pré e Pós Operatório de Cirurgia Plástica e Reparadora CBF - Centro Cientifico e Cultural Brasileiro de Fisioterapia – São Paulo 2006 p. 8

BUCK M. et al. PNF: Facilitação Neuromuscular Proprioceptiva. Editora Manole 1ª edição. São Paulo 1999.

CAMARGO,M.; MARX, A Reabilitação Física no Câncer de Mama. 2ª ed. São Paulo: Roca, 2001.

CASAROTTO, R. A. et al. Coupling agents in therapeutic ultrasound: acoustic and Thermal behavior. Arch Phys Med Rêhab. V. 85, p. 162-5. 2004.

CASLEEY SMITH J. R. De Ultrastruktuur Der Lymfevanten. Haar Rol em de Vorming de Limfe. Fórum Médici. 1970, 12 p.

COLE J. A.; MORRIS M. D.; RUOTI, G. Reabilitação Aquática. Ed. Manole. 1ª edição São Paulo - 2000 p. 19.

CORPO E SAÚDE. Antioxidante e radicais livres site:
www.copacabanarunners.net/antioxidante.html p. 01 a 03. 30/09/2006.

DANGELLO, J. C., FATTINI, C. A. Anatomia Humana, Sistêmica e Segmentar para o Estudante de Medicina 2ª ed. Belo Horizonte: Atheneu, 1986.

DIO DIO, L. J. A. Tratado de Anatomia Humana Sistêmica Aplicada v.02 São Paulo: Atheneu, 2002, p. 948 Apud: LOPES, M.L. Drenagem Linfática Manual e a Estética. Blumenal: Odorizzi 2002 p. 27.

DRAPER, D. O.; PRETINCE, W. E. Ultra Som terapêutico. In: PRENTICE, W. E. Modalidades Terapêuticas em Medicina Esportiva. 4ª ed. São Paulo. Manole, 2002, p. 208 -235.

FERRANDEZ, J. C.; THEYS, S.; BOUCHET, J. Y. Rééducacion des edèmes des membre inférieurs. Paris: Masson, 1999, p. 1-15; 20-2.

FERREIRA, H. B. A. Minidicionário da Língua Portuguesa: Mini Aurélio – Século XXI editora: Nova Fronteira 4ª edição Rio de Janeiro, 2001.

FREITAS, J. R. et al. Linfedema em Pacientes Submetidos à Mastectomia Radical Modificada. Rev. Brás. Ginecol. Obstet. número 04, vol. 23. p. 205- 208. Maio de 2001.

GANANCIA A. El Massagem: Drenagem linfática, técnica e conhecimentos essenciais. Espanha. 1976. p. 33

GARRIDO, M. Sistema Linfático: Embriologia e Anatomia. In: GARRIDO, M.; PINTO-RIBEIRO, A. Linfangites e Erisipelas. 2ª ed. revisada e atualizada e ampliada, Rio de Janeiro: Revinter, 2000 p. 17-24.

GODOY, J. M. P. & GODOY M. F. G. Drenagem linfática manual: novo conceito, simpósio de linfologia. J Vasc Br 2004; 3 (1): 77-80.

GRAY, H. Anatomy of The Human Body. Philadelphia: LEA E FEBIGER, 1918; Bartleby.com 2000. Disponível em: www.bartleby.com

GUIRRO, E. R. Fisioterapia Dermato-Funcional: Fundamentos, Recursos, Patologias. 3ª ed. Manole: São Paulo - 2004. p. 25-6.

GUYTON, A.; HALL, J. Tratado de Fisiologia Médica 9ª ed. Rio de Janeiro: Guanabara Koogan, 1996, p. 170-178, 751-760, 275-289.

JACOMO, A. L.; ANDRADE, M. F. Anatomia Médico Cirúrgica do Sistema Linfático dos Membros. In: MALFFEI, F. H.; LASTÓRIA, S.; ROLLO. H. Doenças Vasculares Periféricas. 3ª ed. Rio de Janeiro: Medsi, 2002, p.170-178.

JACQUEMAY, D. Drenagem Vitalidade. São Paulo: Manole,2000. p. 23.

LAUGHLIN, G. M. The Relation of The Lymphatics to Infections and to Malignancy. In: MILARD, F. P. Apllied Anatomy of the Lymphatics. The Journal Printing Company. Kirlsville, Missouri, 1922.

LEAK, L.V. The Fine Structure and Function of The Linmphatic Vascular System. Handbuch Allgemeinem Pathologie, 3/6, springer Verlarg, 1972. p. 149-162.

LEDUC, A.; LEDUC, O. Drenagem Linfática Teoria e Prática. 2ª ed. São Paulo: Manole, 2000, p. 3-15, 27-39.

LIDELL, L. et al. O Novo Livro de Massagem: Guia Passo a Passo de Técnicas Orientais e Ocidentais. Editora Manole - 2002. São Paulo. p.10

LOPES, M. Drenagem Linfática Manual e a Estética. Blumenal: Odorizzi, 2002, p. 22-25.

LOW J. & REED ANN. Eletroterapia Explicada Princípios e Prática. Editora Manole 1ª edição – São Paulo.

LOW, J.; REED, A. Eletroterapia Explicada. 3ª ed. São Paulo: Manole, 2001, p. 186 - 228.

MAUAD, R. Estética e Cirurgia Plástica. Tratamento no Pré e Pós Operatório 2ª ed. Editora Senac São Paulo - 2000 p. 71 a 78.

MISLIN, H. Experimentlller Nachweis der Autochtonen Automatic de Lymphgefasse. Experientia, 1961, p. 17, 29-32.

PESSOA, E. Curso de Drenagem Linfática (apostila). Brasília - DF, 2001. p. 16.

PFLEGER, L. Histologie und Histopathologie cutaner Lymphgefasse de Unteren Extremitaten. Arch, fur Klin. Und Exp. Derm., 1964, 221, 1-58.

POIRER, cite dans YOFFER J.M.; 1970.

RIBEIRO, R. D. Drenagem Linfática Manual. Ed. Senac São Paulo, 2004. 6ª ed. p.12

SENAC - Corpo Humano Anatomia e Fisiologia. Ed. Senac - Rio de Janeiro 2006. p.74.

SOUZA-RODRIGUES, C.F. Anatomia aplicada do sistema linfático. In: Pitta GBB, CASTRO, A.A., BURIHAN, E., Editores n/s. Angiologia e cirurgia vascular; Guia ilustrado. Maceió. UNCISAL/ECMAL & LAVA 2003. Disponível em: www.lava.med.br/livro

SPENCE, P.; ALEXANDER. Anatomia Humana Básica 2ª ed. Ed. Manole, 1991.

SULLIVAN, O. B.; SUSAN. Fisioterapia Avaliação e Tratamento. Editora Manole - 2ª ed. São Paulo - 1993.

TOURNIEUX B.A.A Atualização em Cirurgia Plástica – Estética. 1ª ed. Editora Robe. 1994. p. 153 a 158.

VOGELFANG, D. Linfologia Básica. São Paulo: Ícone, 2003, p. 19-34.

WARWICK, R.; WILLIAMS, P. Gray Anatomia 35 ed. Rio de Janeiro: Guanabara Koogan, 1979, p. 557-688.

WINTER, R. W. Drenagem Linfática Manual. Editora Vida Estética. 2ª ed. Rio de Janeiro. p. 65.

YOUNG, S. Terapia por Ultra Som. In: KITCHEN, S.; BAZIN, S. Eletroterapia de Clayton. São Paulo Manole 1998. p. 235-58.

CÓDICO DE ÉTICA NA SAÚDE: http://www.crefito8.org.br/ (2006)

WIKIPÉDIA: http://pt.wikipedia.org/wiki/Queimadura (julho de 2008).

Tipografia:	Palatino Linotype
	Quicksand
	Arial Narrow
Papel:	Cartão supremo 350g/m²
	Couché matte fosco 120g/m²
Impressão:	Continental Editora e Gráfica Limitada